Folie et santé mentale pour tous

5-7, rue de l'École-Polytechnique ; 75005 Paris

http://www.librairieharmattan.com
diffusion.harmattan@wanadoo.fr
harmattan1@wanadoo.fr

ISBN : 978-2-343-05980-8
EAN : 9782343059808

Serge DALLA PIAZZA

Folie et santé mentale pour tous

Essai

L'Harmattan

Au Carrefour du Social

Collection dirigée par Marc Garcet et Serge Dalla Piazza.

L'Association Interrégionale de Guidance et de Santé (AIGS) est née en 1964 de la volonté de quelques hommes de promouvoir la santé et la qualité de vie pour tous. Des dizaines de services de proximité et extrahospitaliers ont vu le jour pour accompagner, insérer, aider, soigner, intégrer, revalider, former des milliers d'usagers en mal d'adaptation personnelle ou sociale. En collaboration avec les éditions L'Harmattan de Paris, la collection ***Au Carrefour du Social*** veut promouvoir ce modèle et offrir une réflexion ou des rapports de ces pratiques et de ces innovations.

Déjà parus

Marc GARCET (dir.), *50 ans d'idéal social*, 2014.
Serge DALLA PIAZZA, Marc GARCET, Luc VANDORMAEL, *Pédagogie sociale*, 2014.
Marc GARCET, *Nous ne pouvons pas tout accepter*, 2014.
Marc GARCET et Serge DALLA PIAZZA (dir.), *Pour vivre ensemble, résister, transmettre, créer*, 2014.
Marc GARCET et Serge DALLA PIAZZA (dir.), *La diversité culturelle et ses limites*, 2013.
Serge DALLA PIAZZA (dir.), *Un enfant handicapé, égaliser ses chances. Aide et intervention précoces*, 2012.
Marc GARCET, *Changer le déterminisme social,* 2012.
Marc GARCET, *Robert Garcet, de la révolte à la création*, 2012.
Marc GARCET et Serge DALLA PIAZZA (dir.), *Mixité sociale et progrès humain. Au centre, la personne*, 2012.
Serge DALLA PIAZZA et Marc GARCET (dir.), *Diversité culturelle et progrès humain. Pour un développement humain,* 2011.
Marc GARCET et Serge DALLA PIAZZA, *L'économie ne peut être que sociale*, 2011.
Serge DALLA PIAZZA, *Ces étrangers parmi nous*, 2011.
Serge DALLA PIAZZA et Marc GARCET (dir.), *Rendre la commune aux citoyens, Citoyenneté et démocratie locale à l'ère de la mondialisation*, 2010.
Serge DALLA PIAZZA et Marc GARCET (dir.), *Jeunes, inactifs, immigrés : une question d'identité. Vivre dans un désert industriel,* 2010.
Marc GARCET, *Construction de l'Europe sociale*, 2009.
Serge DALLA PIAZZA et Marc GARCET, *L'avenir de l'homme en question*, 2009.
Marc GARCET et Serge DALLA PIAZZA, *En marche vers un idéal social*, 2005.

Merci à Jamal Lgana pour l'œuvre originale de couverture

Merci aux collègues : Delphine, Lucienne, Nicole, Pierre et Stéphanie

PROPOS LIMINAIRES

Le monde est ainsi fait que chacun s'intéresse d'abord à ce qui le touche. Les grands thèmes de société, l'avenir de la planète, la surpopulation, les problèmes de climat et même les guerres n'intéressent que dans la mesure où ils interpellent, où ils font peur.

La peur est probablement le grand moteur du développement, du progrès et tout simplement de l'adaptation. La peur mobilise, détourne, engrange dans notre mémoire émotionnelle des expériences de vie classées selon leur dangerosité. Au centre de notre cerveau, deux petites structures, l'amygdale et l'hippocampe, nous aident à affronter les dangers. L'amygdale nous permet de décoder nos émotions et nos sens l'informent du degré potentiel de difficultés à venir. Elle est connectée avec l'hippocampe qui sert de zone de stockage de toutes les expériences aversives vécues. L'expérience et son contexte sont ainsi associés à jamais dans notre mémoire. Grâce à leurs connexions avec d'autres zones de contrôle, certains contextes de vie peuvent générer anticipativement et inutilement des peurs ou de l'anxiété. Ces zones permettent surtout un relatif contrôle de nos peurs, en tout cas, une action sur elles.

L'amour, un autre grand moteur émotionnel de la vie, nous pousse à nous reproduire en tant qu'individu d'une espèce, quand la peur nous aide à survivre individuellement. Pour surmonter ces peurs, l'être humain a inventé au fil des millénaires des moyens de lutte de plus en plus sophistiqués : la lumière pour éclairer nos ombres, les dieux du haut pour lutter contre les démons du bas, les armes pour nous défendre de nos ennemis réels ou imaginaires et le groupe pour réduire notre solitude.

Si la peur permet l'adaptation, quand elle est un moteur de la vie et de la création, elle l'entrave aussi quand elle devient un frein au partage, à la coopération et au rapprochement. Le plus souvent, un équilibre entre les forces d'éloignement et de rapprochement s'établit. Toute rupture de cet équilibre précaire est le signe annonciateur d'un conflit, qu'il soit intrapersonnel ou interpersonnel. Cela a toujours été bien compris et utilisé à profusion comme mécanisme de contrôle, contrôle de soi ou des autres. L'être humain, comme d'autres mammifères, n'est jamais aussi intéressé que par ce qui l'inquiète ou pourrait l'inquiéter. Cela explique évidemment sa passion pour les mauvaises nouvelles ou son orientation vers la morbidité. Mais, une règle implicite souligne que cette orientation d'un individu vers le différent ne devient anxiété, voire angoisse, que si cela le concerne immédiatement ou si cela concerne une personne précise de son entourage. Une inondation n'a pas le même impact si elle se situe dans un pays exotique ou si elle touche personnellement ; idem quand il s'agit d'une agression, ou encore d'une pénurie d'eau ou d'aliments.

Mais de quoi l'homme a-t-il donc si peur ? Les grands thèmes concernent l'inconnu et le différent. On y retrouve la mort, les forces inexpliquées, le climat indomptable, et surtout les autres êtres humains dans ce qu'ils ont de différent. Dans une même préfiguration, les forces obscures en chacun de nous, comme la violence, nous poussent à reconnaître chez les autres ce que nous sommes nous-mêmes. Si le thème de ces propos est la peur, n'oublions cependant pas que les forces de rapprochement comme l'amour et la compassion nous font reconnaître chez l'autre la bonté que nous avons également tous en nous.

L'utilisation systématique de la peur par les élites au pouvoir, qu'elles soient politiques, médiatiques ou financières, pour ébranler les communautés vulnérables est très évidente.[1] Les intérêts commerciaux et les grandes puissances exploitent cette peur, qu'il s'agisse d'un désastre naturel, d'un problème économique ou de turbulences politiques. Puisque les politiques ultra-capitalistes (ou totalitaires) paraissent agressives et injustes à la majorité des citoyens, on ne peut les mettre en place sans la peur, notamment grâce à des mécanismes d'hypermédiatisation du fait divers et des informations anecdotiques.

Il est particulièrement affligeant de voir la répression violente des mouvements sociaux qui résistent actuellement à l'austérité. Et cela dure depuis si longtemps maintenant. Les gens sont usés. Les gens, et c'est compréhensible, sont beaucoup plus concernés par la réduction de leur retraite, les licenciements, l'exclusion du chômage, tout ce qui a des conséquences beaucoup plus immédiates pour eux que les modifications climatiques ou les luttes économiques hégémoniques. Parfois l'histoire organise des soubresauts éphémères quand il est question de guerre et de résistance.[2]

La montée des forces réactionnaires et des extrémismes y compris religieux, dans ce contexte, est entièrement prévisible. Si on impose des sanctions punitives et humiliantes à un pays et à un peuple, cela fait le lit du fascisme. Quand on fait croire qu'un pays a un cancer social, comme ce fut le cas pour la Grèce en 2008-2009, cela justifie tous les traitements sous prétexte de lui

---

[1] Klein N. (2008), Stratégie du choc. Paris : Actes Sud.

[2] Voir aussi les attentats du 11 septembre 2001 aux Etats-Unis et les actes terroristes à *Charlie Hebdo* le 7 janvier 2015.

sauver la vie. Une fois diagnostiqué, personne ne peut être tenu responsable des effets négatifs du traitement.

Toujours avec la même métaphore, on peut parler de contagion : un problème dans une région a des répercussions sur d'autres régions et même le monde entier (exemple de la crise des *subprimes* en 2008). La notion de contagion suppose qu'on aurait eu intérêt à colmater l'épidémie, qu'on aurait dû se protéger d'une rébellion qui couvait ailleurs ou d'une erreur voulue ou non qui semait ses conséquences. C'est évidemment oublier que nous avons tous participé à cette contagion, que nous avons tous été vecteurs du virus argent, en spéculant ou en laissant nos banques le faire.

Si on accepte le présupposé que chacun est en partie responsable de la crise économique actuelle, on crée un contexte dans lequel la punition collective est acceptable. Les spéculateurs financiers – de grands financiers, mais aussi des citoyens ordinaires – ont induit la crise des *subprimes*. L'actionnariat des grandes entreprises n'est pas seulement constitué de financiers et de banques. Il est donc « normal » que tous les citoyens du monde payent une partie de la dette. C'est là tout le danger de cette fausse équivalence. On assiste à un effort concerté pour créer une sorte d'égalité entre un individu qui a une petite dette de consommateur et une banque qui les multiplie pour accroître son rendement. C'est une comparaison scandaleuse, car tout le monde ne subit pas les conséquences d'un surendettement de la même manière. Une participation au remboursement d'une dette voulue est évidente, mais pas à celle d'une dette collective qui n'est pas voulue.

Comme on le sait, l'information, la culture et l'éducation sont des formes de résistance à la peur.

La peur engendre un état de choc, bien facile à exploiter, car c'est d'abord une confusion des sentiments et une paralysie du corps et de l'esprit. C'est un manque d'explication, une panique involontaire, car les choses changent trop vite. Dans ces moments précisément, nous avons besoin des médias, plus que jamais, pour informer, pour rassurer. C'est une manière collective de nous redonner du sens, de nous raconter nous-mêmes, de rester orientés dans l'histoire. Une mauvaise nouvelle n'est pas traumatique en soi. C'est quand on n'arrive plus à comprendre où elle se situe dans l'espace-temps que l'on perd pied. Cette situation de confusion généralisée et donc de peur ne peut se produire sans la complicité des médias. Il existe bien des médias d'information, souvent spécialisés, et des médias qui ont la volonté de travailler avec les élites et de diffuser la peur. C'est la peur qui alimente ce système, la peur de l'effondrement, la peur de sortir de l'Europe, la peur de devenir un pays en voie de développement, la peur de perdre ses épargnes, la peur de la guerre, la peur de la criminalité, la peur de l'étranger, la peur du réchauffement, la peur des Chinois, etc. Les politiciens seuls n'ont certes pas la capacité de répandre cette peur. Ils ont besoin de commentateurs. Ils ont besoin que cette peur soit diffusée aux heures de grande écoute. Les journalistes doivent savoir que rien de ce qui arrive ne peut trouver meilleure caisse de résonnance que leurs médias. Nous ne sommes nous-mêmes que des observateurs ; nous sommes également acteurs de notre destin. Si nous sommes influencés, nous sommes aussi tous responsables. Dans des moments où tout prête à la peur et à la désorientation, à la perte de sens, nous conservons un choix, fût-il relatif. Allons-nous aider les gens à ne pas perdre l'équilibre ou allons-nous être les outils des élites ? La dépression est là, déjà ! En disant constamment aux gens que le pire reste à venir, on les aveugle sur la situation actuelle.

La culture est le deuxième vecteur de la responsabilité collective. Elle traduit, sous des formes multiples, une conscience personnelle par rapport au groupe. Elle peut conduire à des mouvements collectifs de conflit ou à des mouvements en faveur de la paix. Mais quoi qu'il en soit, seule une culture de la compréhension, de la connaissance et du partage peut réduire les inégalités et donc les affrontements. En effet, comme évoqué plus haut, ce sont les inégalités et l'incompréhension qui font le lit des tentatives d'hégémonie.

Enfin et afin de renforcer la culture de la paix, un impératif consiste à l'incorporer davantage dans la formation des enseignants et ensuite dans leur enseignement. Améliorer la scolarité, promouvoir des activités de pédagogie sociale[3], donner une place prépondérante aux femmes et aux mamans, toutes ces actions et bien d'autres constitueraient assurément un premier pas vers l'apaisement des peurs et donc des affrontements.

Revenons-y.

La peur est donc universelle et adaptative. Elle existe chez tous les êtres vivants, sous des formes diverses. Chez l'être humain, avec l'essor des civilisations, elle s'est éloignée des facteurs premiers : les éléments naturels et les prédateurs. Très vite, elle s'est orientée vers l'inconnu qui, d'emblée, a été associé à l'interrogation : ami ou ennemi ? Encore aujourd'hui, n'importe quelle situation inhabituelle, n'importe quel personnage excentrique attirent notre attention et nous amènent à cette interrogation.

---

[3] Dalla Piazza S., Garcet M. et Vandormael L. (2014), *Pédagogie sociale*. Paris : L'Harmattan.

Au-delà de ce facteur de nouveauté, nous pourrions classer ces interrogations de différentes manières :

- Peurs extrinsèques : il s'agit de peurs aux causes externes à l'individu, réactionnelles à des situations potentiellement dangereuses comme la confrontation à un animal enragé, comme le frôlement d'une voiture, comme une situation de surprise, comme la mise en présence d'animaux particuliers. Il y a le nouveau, le surprenant, l'inconnu et le différent.
- Peurs intrinsèques : elles concernent d'abord la peur de nous-mêmes, de ce dont nous sommes capables, de notre mort, de notre violence.

Les deux formes sont intimement liées et nos représentations font le reste.

Parmi ces peurs, celle de la folie occupe cependant une place particulière. Il nous faut distinguer la peur de devenir fou, qu'on peut retrouver chez beaucoup de personnes un jour ou l'autre de son existence, de la peur du fou, vieille comme le monde. Le fou, c'est d'abord l'étranger. Son corps ressemble le plus souvent au nôtre, mais sa manière de se tenir, de regarder, de parler est différente. La déraison suppose un manque de contrôle, éventuellement de la sauvagerie. La peur est donc d'abord celle de subir une agression inopinée et violente. Ensuite, le fou peut arriver à vous vider de toute substance, de toute énergie, comme un succube ou un incube, parce que ses propos et attitudes nous renvoient à un monde sans limites, un monde auquel notre propre déraison nous fait parfois aspirer. Enfin apparaît la peur d'être envahi et de perdre tout contrôle. Le fou peut devenir harcelant, envahissant, dangereux par l'usage qu'il pourrait faire de notre peur. Il alimente ainsi nos peurs à l'égard de notre propre déraison, sans laquelle plus rien ne tient, ni le passé, ni le futur, et tout devient ombre et néant :

> « … *Quelque absurde qu'en soit l'essence,* cette *ombre où n'est que néant* peuple *bien mieux – mirages, bulles – la nuit au grand vide subtil…* »
> Le meilleur des mondes, Aldous Huxley, roman dystopique de 1932.

L'Itinera Institute[4] a analysé la situation en Belgique en matière de santé mentale et obtient les résultats suivants :

- Sur trois Belges pris au hasard, l'un d'entre eux connaîtra au cours de sa vie un trouble mental.
- Environ trois-quarts des Belges ne se sentent pas bien dans leur peau.

[4] 20120701_soins_de_sante_mentale_pvh.pdf

- Le nombre d'admissions forcées en hôpital psychiatrique a augmenté de 42 % entre 1998 et 2008.
- Les troubles psychiatriques sont les premières causes d'invalidité, surtout la dépression, l'alcool et les démences.
- Environ un quart des absences au travail de plus de 15 jours ont une cause psychologique.
- Les patients psychiatriques ont une espérance de vie réduite de 15 ans.
- Le nombre de suicides classe la Belgique parmi les trois premiers pays en Europe.
- 90 % des personnes ayant tenté de se suicider ont souffert dans leur vie d'un trouble mental.
- Il y a surconsommation des psychotropes.
- La moitié de ces malades consultent uniquement leur généraliste et seulement 4 % reçoivent une aide psychologique.
- Il existe un lien entre problème de santé mentale et situation socio-économique, car 72 % des appels d'aide au CPAS expriment un mal-être, 58 % souffrent de dépression, 36 % ont voulu se suicider et 20 % ont besoin de soins spécialisés.

Le problème qui nous préoccupe ici a donc des conséquences lourdes sur le fonctionnement social. Nous travaillons dans le milieu de la santé mentale depuis plusieurs décennies et notre propos ici est d'extraire les faiblesses du système pour proposer des solutions alternatives.

Notre essai sera divisé en 4 parties :

La première partie aborde différentes dimensions de la folie avec pour but de montrer que, si elle a un fondement biologique, elle est aussi et surtout le produit du milieu social et familial.

La deuxième partie met en relief la santé mentale et s'interroge sur ses conditions d'être. Est-il possible d'être « normal » dans sa tête ou ailleurs ?

Une troisième partie fait la liaison entre les deux aspects de la question.

Enfin, une quatrième partie envisage l'avenir et permet de se demander si les conditions d'accès à la santé mentale ne passent pas par l'acceptation de la folie. Nous y aborderons la folie du futur, son appréhension et ses soins.

La thèse repose sur les éléments suivants :
- La folie s'inscrit sur un continuum, allant d'une expression légère et passagère à un état chronique et désadapté, mais aussi d'une folie extrême à un état total de santé mentale.

- Elle est un produit social avant tout, même et malgré une origine partiellement biologique.
- La société a toujours modulé ses réactions à l'égard de la folie, mais surtout par l'exclusion.

Les soins ont évolué et les besoins de santé mentale aussi, mais ils dépendent également du regard de la société.

Nous verrons ainsi que la folie se situe finalement au carrefour d'un moment dans un lieu donné, malgré quelques invariants, et que sa place dans la société varie au gré de son appréhension culturelle.

INTRODUCTION

Imaginer une santé mentale pour tous constitue une sorte de gageure en cette année 2015. Cela voudrait dire qu'il n'y a plus de fou et donc de folie ! Il paraît évident que la santé mentale fait partie intégrante de la santé dans son sens global. Comment se fait-il qu'elle reste extrêmement peu concernée dans certains pays et le contraire dans d'autres ? De plus, son abord est diversifié et entremêlé dans des courants et des concepts fortement différenciés.

Par exemple, au Bhoutan, le mot « dépression » n'apparaît pas dans la langue dzongkha. Un seul psychiatre travaille dans ce petit pays de moins d'un million d'habitants. L'explication résiderait-elle dans l'organisation de ce pays du « bonheur national brut » ?[5] La république du Bhoutan refuse la dictature du produit intérieur brut (PIB) et de la croissance économique à tout prix, en proposant un nouvel indicateur de richesse : le bonheur national brut (BNB). Depuis que ce psychiatre a créé une section psychiatrique dans l'hôpital de Thimphu, la capitale, le nombre de patients suit une courbe ascendante exponentielle. On y traite essentiellement des toxicomanes et des alcooliques, mais on y trouve aussi des schizophrènes et des dépressifs. La marijuana, plante qui pousse dans la nature, n'était utilisée dans le passé que pour l'engraissement du bétail. Elle a dorénavant d'autres usages. La première affaire de drogue a été révélée en 1981 chez un étudiant revenant d'Inde. Bouddhistes tantriques, les Bhoutanais pensent que la maladie mentale provient de mauvais esprits qui ont pris possession d'eux d'où de nombreux rituels d'exorcisme. Un déprimé ne se plaint pas de son environnement, ni même de lui-même. Il a plutôt tendance à se plaindre des dieux et des esprits. Les soins de santé y sont localisés sous la forme de dispensaires, car les villages sont très éloignés les uns des autres et les accès difficiles. Il fallait donc établir un diagnostic et proposer un traitement, en tenant compte des croyances coutumières. Il fallait aussi s'appuyer sur la famille, sur les responsables et les religieux locaux pour assurer des soins pharmacologiques efficaces.

La situation du Bhoutan est assez exemplaire. Voilà un pays tout petit, peu peuplé, aux rapports sociaux bien codifiés, hiérarchisé en fonction de la religion et d'une royauté (même si le Roi a abdiqué pour créer une république) isolée dans l'Himalaya. Le peuple gère ses affaires localement et la folie apparaît avec un psychiatre. Il n'est pas anodin de voir que les

---

[5] Vang J. (2013), *Chencho Dorji, un psychiatre et son royaume*. Courrier International N° 1207-1208.

premières consultations, celles qui sont également en plein essor, concernent l'alcoolisme et la toxicomanie. Quelques déprimés et schizophrènes s'y ajoutent cependant, ceux qui étaient auparavant pris en charge dans leur village par les moines et les familles. Le défi reste prodigieux puisque le pays consacre seulement 1 % de son budget santé à la psychiatrie. Soulignons que ce budget n'atteint pas une moyenne de 3 % dans le monde.[6]

Deux régions se situent au-dessus de cette moyenne : l'Europe où plus de 5 % des dépenses de santé sont attribuées à la santé mentale et la Méditerranée orientale, avec 3,75 %. Avec moins de 1 %, l'Afrique et l'Asie du Sud-Est sont les régions les plus marginales dans leur politique de santé mentale. Le nombre de psychiatres est également inégal entre les régions. Selon l'OMS, en Europe et en Amérique du Nord, ils sont au moins 5 pour 100 000 personnes, tandis que l'Afrique et l'Asie en recensent moins, beaucoup moins. Des disparités peuvent bien sûr exister dans un même pays. Par ailleurs, la région du monde consacrant le plus d'argent à l'achat de psychotropes est l'Europe.

L'Institut de Santé publique belge a fait paraitre en mars 2010 le rapport de l'enquête de santé qu'il a réalisée grâce à des interviews en 2008. Il en ressort un nombre important de données concernant la consommation de médicaments dits psychotropes, c'est-à-dire principalement les anti-dépresseurs, les tranquillisants et les somnifères. Tout d'abord, si l'on compare les différentes enquêtes, il ressort que la consommation de psychotropes augmente de façon vertigineuse depuis 1997. Cette année-là, 7,5 % des hommes et 13 % des femmes avaient consommé des psychotropes dans les 15 jours précédant l'interview. En 2008, le taux passe respectivement à 10,3 % pour les hommes et 20,6 % pour les femmes. La répartition de la consommation de ces médicaments se fait de la façon suivante : au sommet, on retrouve les somnifères, utilisés par 9 % de la population, puis les tranquillisants par 7 % et les antidépresseurs par 6 %. La Belgique est aussi leader mondial du nombre de lits psychiatriques par habitant[7] ; elle en compte entre 152 et 180 pour 100.000 habitants contre 100 en moyenne dans les autres pays de l'OCDE. Le rapport d'*Itinera* insiste d'ailleurs sur l'intégration des soins dans la société comme alternative à l'admission des patients dans des institutions hospitalières. Nous y reviendrons.

En France, une personne sur quatre est susceptible de développer au cours de sa vie un trouble de santé mentale. En 2008, 1,3 million de patients de plus de 18 ans ont été pris en charge par le système de soins psychiatriques. Une

---

[6] Loumé L. (2012), *La santé mentale dans le monde*. La recherche N° 465.
[7] Le Soir, 7 août 2013.

analyse plus détaillée fait apparaître qu'un peu moins de 1 % de la population française souffre de troubles schizophréniques et 2 % de troubles graves de l'humeur. En 2011, 280.000 patients ont été suivis pour troubles dépressifs. Chaque année, environ 200.000 personnes font une tentative de suicide et 11.000 en décèdent. En pédopsychiatrie, 500.000 enfants sont suivis chaque année, un nombre qui a doublé en quinze ans.[8] Au 1er janvier 2012, il y avait en France 14 401 psychiatres.

En 2009, on comptait entre 10 et 20 psychiatres pour 100.000 habitants dans la plupart des pays de l'OCDE. En Suisse, ce chiffre est de loin le plus élevé avec 42 pour 100.000 habitants, et des nombres presque équivalents dans les pays nordiques (Islande, Norvège, Finlande et Suède). En France, on dénombrait entre 21 et 23 psychiatres pour 100.000 habitants. A l'autre extrémité du spectre, on comptait moins de 10 psychiatres pour 100.000 habitants au Mexique, en Turquie, au Chili, en Corée et en Pologne.[9] La Belgique se rapproche de la moyenne avec 18.

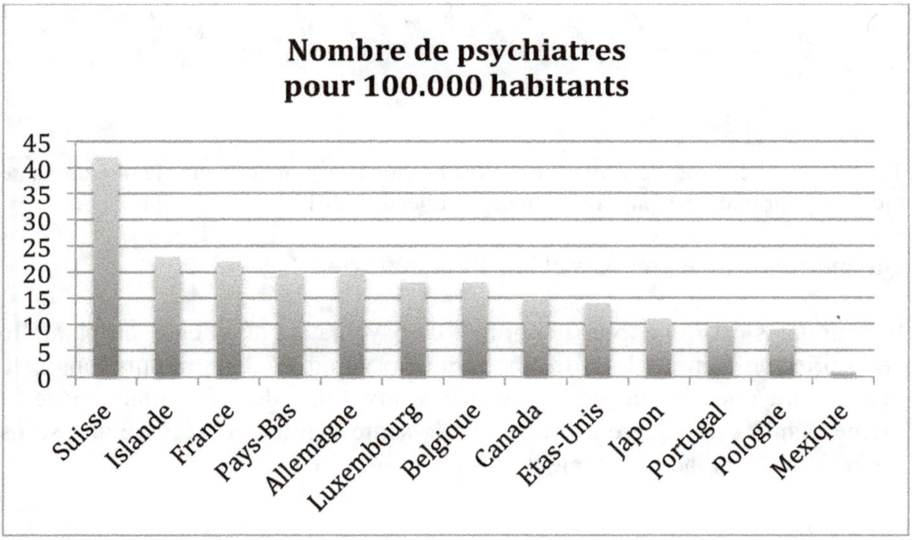

Tableau N° 1 : Psychiatres pour 100.000 habitants, 2009 (Nombres arrondis).

Le nombre de lits psychiatriques est souvent en correspondance avec le nombre de psychiatres. Plus généralement, les dépenses de santé générale suivent des chemins comparables et en 2010, cela correspond à 10,5 % du PIB en Belgique, 11,4 au Canada, 11,6 en France, 11,4 en Suisse.[10] Parmi

[8] Favereau E. (2013), Un rapport et des chiffres à donner le cafard. Libération, 25/12.
[9] http://www.oecd-ilibrary.org
[10] Panorama des statistiques de l'OCDE 2013.

ces dépenses de santé, une proportion concerne les consultations « psys », c'est-à-dire réalisées par des psychiatres et des psychologues. Cela n'empêche nullement le médecin généraliste d'arriver en première ligne de ce type de consultations.

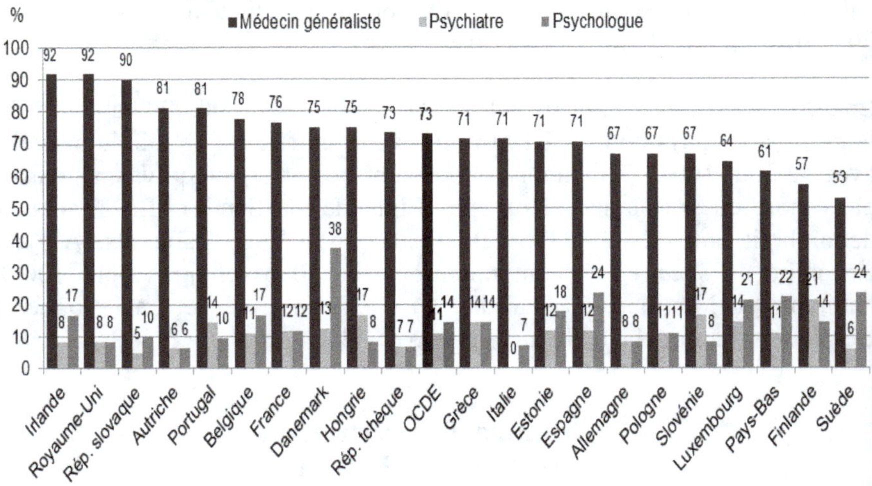

Tableau N° 2 : Type de professionnel(s) consulté(s) pour des problèmes de santé mentale pour quelques pays de l'Union européenne, 2010.[11]

Qu'en tirer comme premiers éléments de réflexion ?

Plus un pays est riche, plus le nombre de psychiatres augmente, en parallèle de la prise en compte de souffrances dites psychiques de la population. Cela veut-il dire que chaque citoyen a accès aux soins de santé mentale de la même manière ? Cela veut-il dire que la santé mentale se résume aux soins assimilés à la maladie mentale ?

Bien sûr que non !

Par exemple, si on s'en réfère au RPM en 2012 (résumé psychiatrique minimum basé sur le DSM-IV), obligatoire en Belgique depuis 1998 au moment de chaque hospitalisation, on obtient des résultats intéressants[12]. En 2012, on a eu 21.159 admissions d'hommes (le nombre d'hommes hospitalisés est supérieur au nombre de femmes jusqu'à 45-49 ans) et 20.849

[11] http://www.oecd-ilibrary.org
[12] www.health.belgium.be

femmes (le nombre de femmes hospitalisées est supérieur au nombre d'hommes au-delà de 49 ans) dans les hôpitaux psychiatriques et dans les services psychiatriques des hôpitaux généraux. Environ 1/3 des admissions le sont pour la première fois : 32 % sont isolés, 39 % vivent en famille, 15 % cohabitent, 12 % habitent chez des parents et 2 % sont SDF. Les motifs sont les suivants (Tableau N° 3) :

Motif premier de l'hospitalisation	Remarque	Nombre	Taux
Dépendance à l'alcool	Surtout des H de 40-54 ans	17.196 séjours 14.815 en 2012 6.478 comme première admission	26 %
Dépendance aux drogues	Surtout à plusieurs produits H essentiellement	4.794 séjours 4.299 en 2012 2.008 comme première admission	8 %
Schizophrénie	Surtout de type paranoïde Surtout des H	11.582 séjours 7.603 en 2012 2.020 comme première admission	7 %
Troubles dépressifs majeurs	Surtout des F	16.189 séjours 13.692 en 2012 7.349 comme première admission	29 %
Troubles de l'adaptation	Perturbations des émotions et des conduites Surtout des F	10.518 séjours 9.379 en 2012 5.819 comme première admission	23 %
Troubles de la personnalité	Surtout borderline Surtout des F	5.566 séjours 4.357 en 2012 1.770 comme première admission	7 %

Tableau N° 3 : Admissions dans des hôpitaux psychiatriques belges en 2012.

Ce RPM est un enregistrement obligatoire dans tous les hôpitaux psychiatriques (HP), les services psychiatriques en hôpitaux généraux (SPHG), dans les initiatives d'habitations protégées (IHP) et les maisons de soins psychiatriques (MSP). Il a pour but de soutenir la politique de santé à mener, en ce qui concerne :

- la détermination des besoins en équipements psychiatriques ;
- la définition des normes qualitatives et quantitatives d'agrément des hôpitaux et des services psychiatriques, les maisons de soins psychiatriques et les initiatives d'habitations protégées ;

- l'organisation du financement de ces services, y compris le contrôle de l'utilisation efficace des allocations de fonds publics ;
- l'élaboration d'une politique sur la base de données épidémiologiques.

Les informations sont collectées de façon continue et comprennent les données sociodémographiques du patient, le diagnostic, les problèmes à l'admission, les données de traitements et le diagnostic et problèmes résiduels à la sortie.

On remarque aussi que les médecins généralistes restent en première ligne dans la prise en charge des problèmes de santé mentale (Tableau N° 2). Les psychologues compensent parfois la pénurie déclarée de psychiatres. Il est cependant probable que la présence de ces professionnels augmente ou engendre de nouvelles normes de demandes d'aide.

Derrière ces faits sociologiques, reste la question de la définition du problème : de quoi parle-t-on quand on évoque la maladie mentale et la santé mentale ? S'agit-il de souffrance, d'inadaptation, de folie, de handicap ?

Nous allons progressivement définir le thème de la réflexion afin d'en délimiter les contours et surtout d'envisager les modalités d'intervention, en termes actuels et en termes prospectifs. Nous insisterons sur l'enchevêtrement des facteurs divers dans l'éclosion des inadaptations. D'ailleurs, nous nous interrogerons sur ces termes mêmes. Nous tenterons de montrer que la folie est un phénomène commun qui atteint peu ou prou chacun de nous, mais que la réaction sociale peut être fort différente d'un endroit à l'autre et d'une époque à l'autre.

PARTIE I : LES FACETTES DE LA FOLIE

PETITE HISTOIRE DE LA FOLIE

La folie est vieille comme l'humanité et on en trouve des traces dès les premiers écrits. Durant toute l'Antiquité, elle fut associée aux dieux qui disposaient d'un pouvoir de vie et de mort sur les humains, mais également sur leur esprit. En Egypte, en Grèce et à Rome, la folie commençait à trouver des descripteurs prosaïques. En Egypte ancienne, les crises de nerf étaient décrites comme la résultante d'une migration de l'utérus vers le haut et dans la démence, le cœur devient lourd et ne se souvient plus du jour précédent. Hercule fut condamné aux travaux forcés pour avoir tué son fils dans un accès de folie. L'épilepsie était un mal sacré. Mais Hippocrate, avec sa perspicacité habituelle déclarait que « Le mal sacré ne me semble en rien plus divin ou plus sacré que les autres maladies, mais possède une cause naturelle tout comme les autres affections ».

Les actes non codifiés et violents résultaient de la volonté des dieux et les réactions, élaborées par les prêtres intermédiaires entre l'homme et eux, allaient de l'expiation, aux traitements physiques violents en passant par les régimes et les vertus de l'activité physique. En ce temps-là, le fou et surtout sa famille se rendaient au Temple d'Esculape pour des prières et des offrandes. Platon défend alors l'idée d'une folie utile et bienfaisante. Il en distingue 4 catégories : la folie divinatoire qui dévoile l'avenir dans un état modifié de conscience, la folie du guérisseur inspiré qui réduit la culpabilité morale lorsqu'un crime est transmis de génération en génération, la folie bénéfique des muses et enfin la folie de l'amour. La folie proche des dieux fait très peur et le fou est confiné dans sa famille. S'il est perçu sur la voie publique, la famille en paye les conséquences.

Aurélien Caelius, bien plus tard, offrit une image plus douce des soins psychiatriques, car il mettait les malades au calme, usait de tact et préconisait un usage limité de la violence.

L'installation d'une religion monothéiste au 1er siècle de notre ère ne va guère changer cet état d'esprit, la grande différence étant que les dieux étaient remplacés par un seul.

Autrefois, pour désigner le malade mental, on employait le terme de « fou ». Le fou représente tout aussi bien celui qui est différent de soi, celui qui ne partage pas les mêmes normes ou qui ne respecte tout simplement pas la loi. La folie a ainsi reçu des interprétations différentes selon les époques. Dans l'Antiquité, le fou est l'insensé. L'insensé est celui qui refuse la sagesse ; il devient un être de démesure. Il est celui qui ne maîtrise pas ses passions. Dès le XVIIIe siècle, le fou devient l'aliéné qui désigne l'individu hors de lui et aussi hors du groupe. Le malade mental n'est plus l'être de la démesure, mais il devient simplement l'être différent, le marginal. Ce n'est qu'au XIXe siècle que le fou devient malade. Le terme « psychiatrie » fut d'ailleurs utilisé pour la première fois par l'Allemand Johann Christian Reil et il est entré au dictionnaire de l'Académie française en 1848. L'aliéniste devient psychiatre. La souffrance est dès lors prise en compte. Le domaine relatif à la santé mentale se médicalise. Il aura fallu attendre quelques millénaires.

LA FOLIE A TRAVERS LES SIECLES

Il semble que le mot *folie* apparaisse pour la première fois dans un écrit de Loïs de Guillaume le Conquérant : *Dous [deux] sunt percener [copropriétaires] de une erité, e est l'un enplaidé senz l'altre, e per sa folie si pert. (Dict. Littré)*. Le sens de ce mot est multiple, depuis le dérangement de l'esprit jusqu'à la gaieté, l'extravagance, la sortie des sentiers battus, la différence par rapport aux normes, les écarts de conduite ou encore l'accointance charnelle. Mais au départ, il désigne le ballon de baudruche qui, dégonflé d'un coup, s'envole au gré des pressions de son air. Il s'associe ainsi à l'indomptabilité.

Dans les sociétés primitives, passées et actuelles, on utilisait diverses méthodes pour soigner les esprits. Sans qu'elle porte le nom de maladie, la folie était attribuée à des forces extérieures à l'homme : la nature, les esprits, la magie, etc. Face au danger que représentait pour le groupe la maladie d'un seul, le soin, guidé par un sorcier ou un chaman, utilisait des rituels incantatoires, des fumigations, des trépanations ou l'absorption de drogues hallucinogènes pour assurer la transe collective, préfiguration d'une thérapie de groupe. Une fois dépossédé, le malade était considéré comme guéri, et il reprenait sa place dans la communauté.[13]

Par la suite, dans les sociétés plus organisées de l'Antiquité, l'art du soin reste avant tout une affaire de religion. Les médecins sont aussi des prêtres qui ont su conserver toute la puissance du sorcier et qui ont encore recours à des pratiques magico-religieuses pour chasser les démons responsables ou pour invoquer les dieux guérisseurs. Avec les religions monothéistes, la folie devient une punition divine de péchés. Seul un prêtre conserve un pouvoir de guérison.

[13] Ristich De Groote M. (1967), *La folie à travers les siècles.* Paris : Laffont.

« Les mouches mortes infectent et font fermenter l'huile du parfumeur ; de même, un peu de folie l'emporte sur la sagesse et sur la gloire.
Le cœur du sage le conduit du bon côté, et le cœur de l'homme stupide du mauvais côté.
Quand le fou marche sur un chemin, comme il manque de bon sens, il révèle à tous qu'il est un fou. »
Ecclésiaste 10.1-20

C'est avec Hippocrate[14] que l'on assiste à la séparation entre médecine et magie. Le cerveau est reconnu comme organe de la pensée et les troubles mentaux sont définis sans faire appel à des explications surnaturelles : « C'est par là que nous pensons, comprenons, voyons, entendons, que nous connaissons le laid, le beau, la mal, le bien… C'est encore de cette manière que nous sommes fous, que nous délirons ». De l'observation, il déduit que l'épilepsie n'a rien à voir avec la possession et que les maladies résultent de facteurs environnementaux, de l'alimentation et des habitudes de vie. Il décrit déjà l'épilepsie, la mélancolie, l'hystérie et d'autres maladies. La folie, qui tente de s'échapper du domaine de la magie, est alors considérée comme une maladie de l'âme, et elle devient, pour les millénaires suivants, tributaire aussi bien de la médecine que de la philosophie et de la religion.

Par analogie, la santé de la cité comme la santé de l'âme dépendent du même équilibre intérieur basé sur le respect de certaines règles de sagesse et d'organisation. La cité comme l'âme peuvent tomber malades et ses troubles s'exprimer par des déséquilibres ou des débordements de passions incontrôlées. Ainsi, il s'avère parfois nécessaire de soigner les maux de la cité, parce que la santé de l'un dépend aussi de la santé de tous. La folie a donc une dimension sociale, et la notion de soin qui s'en dégage implique la responsabilité de toute la communauté. Selon Aristote, « l'homme exclu, retiré de la cité, est un être dégradé qui ne peut être que malheureux. »[15] D'ailleurs le bannissement est une mesure de répression aussi dangereuse et honteuse que l'enfermement ou la torture. Rappelons-nous qu'en Grèce, les premiers bannissements ou ostracismes furent politiques et personnels, avant de concerner des groupes entiers de populations.

---

[14] - 460 à - 370.
[15] http://sineurbe.blogspot.be/2008/08/lantiquite-ou-les-bases-de-la.html

L'histoire bégaye et on retrouve les mêmes principes au Moyen Age et aux Temps modernes.[16] Au Moyen Age, la lèpre incurable représente à la fois un châtiment divin qui entraîne une exclusion sociale, mais elle n'empêche pas l'individu atteint, et parqué dans des léproseries, d'arriver au paradis. Les maladies vénériennes poursuivent cette même filiation. Exclu de la Cité, le fou n'a pas de lieu de vie propre. De *La Nef des fous* à *l'Eloge de la folie*, il erre. Les pérégrinations du fou ne sont pas un mouvement désordonné et sans but. Elles l'orientent vers le lieu où sa folie trouve son achèvement. Les pèlerinages deviennent comme une mise en ordre de cette errance. La folie est d'abord intérieure, car l'errance est celle d'une âme loin de son dieu. A la Renaissance (XVe et XVIe siècle), le fou vit toujours dans l'espace public. Mais, il n'a pas une pratique de cet espace équivalente à un sujet qui a intégré les normes sociales. Le fou se trouve dans des lieux de passage, des carrefours, des seuils. La pratique sociale d'alors vis-à-vis des fous n'est pas l'enfermement, mais sa mise en circulation. Il est sur les routes, sur des bateaux, dans des lieux sauvages et hostiles à la limite des zones habitées. Alors qu'à l'âge classique (XVIIe-XVIIIe siècle), le fou est isolé parmi d'autres marginaux et miséreux à l'hôpital général, à l'époque moderne, il est enfermé pour subir une cure dans les asiles psychiatriques quand un regard scientifique et clinique veut bien se porter sur lui.

Le premier asile serait apparu à Bagdad au début du VIIIe siècle, mais l'Occident devra attendre le début du XVIIe siècle pour voir la folie considérée comme une maladie. Entre-temps, en 1403, en Angleterre, Edouard II promulgue une loi privant les fous de leurs biens au profit de la Couronne. Six malades spécifiques sont alors enfermés à Londres, au couvent de Bethléem. Il faudra attendre 1632 pour qu'un médecin en devienne directeur. C'est aussi l'époque du début des grands enfermements avec des asiles et des hospices où on retrouve malades, mendiants, prostituées, voleurs, vénériens, homosexuels. Tout ce qui dérange la société s'y retrouve dans des conditions de vie pires que bestiales. Et cela va durer !

> *« Je les ai vus nus, couverts de haillons, n'ayant que la paille pour se garantir de la froide humidité du pavé sur lequel ils sont étendus.*
> *Je les ai vus grossièrement nourris, privés d'air pour respirer, d'eau pour étancher leur soif et des choses les plus nécessaires à la vie.*

[16] Foucault M. (1972), Histoire de la folie à l'âge classique. Paris : Gallimard.

Je les ai vus livrés à de véritables geôliers, abandonnés à leur brutale surveillance.
Je les ai vus dans des réduits étroits, sales, infects, sans air, sans lumière ».
Jean-Etienne Esquirol [17], *in* Archives générales de médecine, III/IVe tome, Paris, 1839.[18]

Le rationalisme de l'époque de Descartes (XVIe siècle) transforme le travail en pilier social et l'associe à une nouvelle morale : il y a ceux qui travaillent et il y a ceux qui ne travaillent pas. Les oisifs sont enfermés dans des hôpitaux généraux et divisés en bons ou mauvais. Les bons oisifs sont ceux qui se reconnaissent malades et acceptent de passer par l'hôpital avant de se remettre au travail. Les mauvais sont les insoumis. L'internement a donc d'abord une raison sociale puis une raison économique. Il a aussi une portée morale et d'exemple dans l'accentuation du sentiment de honte des familles. Le désœuvrement est considéré comme la source de tous les vices, le travail devient une thérapie. C'est l'époque de l'aliéné. Celui qui est fou devient aussi incapable sur un plan juridique.[19] Les enfermements se font sur la base de plaintes de l'époux ou épouse, de voisins, d'enfants, de patrons, parfois pour des égarements, parfois pour des vengeances, parfois pour des spoliations. Cela perdurera au cours des siècles suivants.

C'est au XVIIIe siècle que naît un début de nosographie. Sur le modèle botanique, on répertorie à tour de bras. Le fou n'est cependant fou que dans son corps. Son âme n'est pas atteinte et il mérite la rédemption. C'est là l'accentuation d'une dichotomie ancienne entre psychiatrie biologique et psychiatrie psychologique. On commence à pressentir qu'il faut soigner ce corps, même enfermé. L'opium, l'eau, la marche deviennent des outils thérapeutiques. La notion d'enfermement dans des hôpitaux, souvent d'anciennes léproseries, souligne l'idée d'une contagion possible. Si le fou n'est plus toujours associé à l'oisiveté, la révolution industrielle trouve une partie de sa force de production parmi cette cohorte d'exclus du travail.

Progressivement, des fonctionnaires et des médecins progressistes les libèrent de leurs chaînes, mais pour utiliser d'autres moyens coercitifs comme les bains froids ou chauds prolongés, les purgatifs et émétiques, les saignées, les irritants, le fauteuil rotatoire, le bain de surprise, les attachements, les galvanisations et autres électrothérapies, sans oublier

[17] 1772-1840.
[18] Archive numérisée par Google.
[19] Foucault M. (1972), *op.cit.*

l'isolement. A la fin du XIXe siècle, sont ainsi construits des hôpitaux dont le directeur est un médecin énergique, bienveillant et paternaliste, qui habite l'institution avec sa famille et se bat pour obtenir de l'Etat les moyens financiers nécessaires pour un meilleur traitement des malades. Les femmes enfermées restent alors majoritaires.

Le XXe siècle engendre de véritables exterminations, en même temps que se développent de nouvelles médications, les neuroleptiques. Durant la Seconde Guerre mondiale, au cours de l'opération T4, des milliers de fous sont gazés et brûlés. A côté des fours crématoires et rien qu'en France, 40.000 malades moururent de froid et de faim à l'hôpital même. L'hôpital paraît malgré tout s'humaniser quelque peu, mais assez superficiellement, car ce siècle est parsemé d'asiles à l'ancienne, avec des zones d'enfermement, d'amalgame, de puanteur et de coercition. On en retrouve encore à la fin du siècle dans les pays les plus développés. L'asile a pour mission de surveiller, de contrôler les comportements déviants, de protéger aussi de la violence réelle ou supposée. Le médecin en est le personnage de plus en plus central. Il est le garant de la loi morale et juridique. Ce siècle verra pourtant naître l'antipsychiatrie.

L'apparition du *largactil* en 1952 entretient tous les espoirs d'enfin posséder l'arme absolue contre la folie. Le visage de la folie change d'aspect. Les patients sous neuroleptiques adoptent une démarche robotisée, parfois appelée « le pas de Cery[20] », mais cela n'a plus rien à voir avec le patient agité, hurlant et gesticulant. Malgré de nombreux effets secondaires et le maintien de l'usage d'autres contentions, les neuroleptiques ont redonné vie et espoir à des cohortes de malades.

Il ne faut pas se tromper et imaginer que du jour au lendemain, les neuroleptiques ont modifié la vie institutionnelle de fond en comble. En 1970, deux psychiatres français sont chargés d'exporter au Québec de nouvelles approches.[21] Ils vont ainsi travailler durant une année dans un pavillon de 17 schizophrènes femmes, jugées comme irrécupérables et dangereuses. On y lit que : « Les portes lourdes et sans poignée ont un judas. Dans chacune, il y a un vase de nuit que l'on peut vider à l'extérieur. L'éclairage artificiel est nécessaire. Les murs sont nus, sauf deux tringles de fer destinées à attacher les malades *à la patte* ». A leur arrivée, les malades n'ont droit qu'à quelques heures de liberté de mouvement par jour. Très peu d'entre elles reçoivent de la visite. Le reste du temps, soit les trois-quarts d'une journée, elles sont entravées à leur lit, parfois même pour manger. Elles ont une moyenne d'âge de 41 ans et la durée moyenne d'hospitalisation

[20] Du nom d'un hôpital psychiatrique suisse, près de Lausanne.
[21] Koechlin P. et Koehclin P. (1974), *Corridor de sécurité.* Paris : Maspéro.

est de 18 ans ! Libérées de leurs chaînes très rapidement, on n'assiste à aucune explosion de haine, aucune révolte, aucun suicide, rien qui justifiait en tout cas les terribles contentions.

UNE AFFAIRE DE LOIS

Finalement, le traitement des fous a suivi 4 voies qui se chevauchent :

- La réforme humanitaire est représentée par Pinel dont la première action à Bicêtre fut de libérer 50 malades. Son œuvre fut poursuivie par son élève Esquirol.
- La suppression de la contrainte débute au début du XIXe siècle avec la suppression des chaînes et l'organisation de placements familiaux en quelques endroits choisis (*cf. infra*).
- La période hospitalière digne de ce nom débute au XIXe siècle dans de nombreux pays, avec une formation psychiatrique qui s'organise progressivement, avec des collaborations avec des services hospitaliers généraux et avec l'élargissement, en même temps que la professionnalisation, des métiers d'encadrement des malades.
- Enfin, la période sociale et communautaire avec l'apparition de l'antipsychiatrie émerge dans les années 1960. Par exemple, l'institut de médecine sociale (1942) à Oxford met en avant « la recherche de l'influence de l'entourage, de la famille, des facteurs sociaux et héréditaires sur les maladies et l'instabilité des êtres humains ».

Notre propos a été de souligner les deux facettes de la peur en général et la peur de la folie en particulier : à la fois moteur de la vie, elle devient aussi frein de son expansion. Chaque peur externe renvoie à une peur interne et celle de la folie en est un exemple prototypique. Quelques faits divers, mis en relief par les médias et les politiciens, nous le rappellent régulièrement.

Cela fait deux siècles que le droit prend en compte les crimes commis par les fous qui auparavant étaient exclus du droit, car jugés incapables (au sens juridique) comme les enfants ou les animaux, et les femmes jusqu'à une époque récente et encore actuellement dans certains pays. Cela fait aussi deux siècles que la phrénologie et la psychiatrie naissante ont décrit des patients déterminés au crime par leur constitution cérébrale. Leur intelligence réelle faible ne leur permettrait pas de distinguer le bien du mal. Lombroso (fin du XIXe siècle) aboutit à travers une série de portraits à dire que le criminel né aurait une sale tête, avec les oreilles décollées, la mâchoire prognathe et un front fuyant.

Est-ce que cette psychiatrie déshumanisante, faite d'exclusion et de stigmatisation est seulement une affaire historique ? Non !

A la fin des années 1990, j'ai eu moi-même l'occasion de vivre une expérience édifiante. En 1991, en Belgique, une proportion de lits psychiatriques est fermée à la suite d'une première loi dite de désinstitutionnalisation. Ces malades, dont certains étaient à l'hôpital psychiatrique depuis plusieurs dizaines d'années, se retrouvent à la rue. Certains sont hébergés dans des maisons privées, d'autres dans des institutions « sauvages » extra-hospitalières. J'ai ainsi vécu ce passage, cette sortie de l'hôpital porteuse d'espoir, durant une année. Une cinquantaine de malades étaient regroupés dans une salle : des schizophrènes, des autistes, des trisomiques, des déments. Tout ce petit monde coexistait dans une sorte de cour des miracles, mais sans miracle. Une aile accueillait les plus indomptables et d'autres avaient le privilège d'une chambre à un lit. Un personnel sous-qualifié, des mesures de contention similaires à celles décrites plus haut, des psychotropes qui s'étaient accumulés au fil des décennies. Mais, le plus frappant était leur anonymat. Chacun ne disposait que d'une carte d'identité et d'une liste de médicaments. La plupart de ces malades ne recevaient jamais de visite. Leur dossier ne les avait pas suivis, leur histoire non plus. Ils s'étaient retrouvés dans l'anonymat total, pour devenir M. X. l'autiste ou Mme Y. la démente. En fait, toute humanité avait disparu. Toute crise était ponctuée par une augmentation des neuroleptiques après le seau d'eau froide. Heureusement, les choses ont évolué et, progressivement, certains ont pu sortir dans le village. Du personnel qualifié a été engagé et leur histoire reconstituée. Il a fallu des années et une volonté farouche, tant les obstacles étaient nombreux. Soulignons ici le rôle incisif des services d'inspection qui, avec une relative patience, ont permis cette évolution.[22]

Il faut être fou pour tuer : telle est donc la pensée populaire commune. En effet, que dire de ce moment particulier, le moment des faits, où un sujet prétendu normal passe à l'acte ? Enlever la vie à autrui est bien un acte insensé, déraisonné. S'agit-il pour le moins d'une pathologie mentale ou d'un dérèglement de la personnalité ? Peut-on toujours assimiler criminalité et maladie mentale ? Le fait criminel et la maladie mentale ont en commun le franchissement de certaines limites. La maladie mentale est reconnue comme la violation d'une norme biologique. Le crime a longtemps été lui-même considéré comme le résultat de la violation de cette norme, devenant ainsi simplement une certaine forme de folie.

Il y a les fous de Dieu, ceux qui tuent au nom de leur religion. Depuis Moïse, qui prescrivit le massacre des Cananéens, jusqu'aux djihadistes d'Al-Qaida en passant par le Grand Inquisiteur catholique, le fanatisme religieux revêt diverses formes au sein des monothéismes. Il prend toujours sa source dans

[22] Dalla Piazza S. (2007), *Violence et vulnérabilité*. Bruxelles : De Boeck.

le même creuset identitaire : on tue pour protéger la pureté du sang ou de la foi, pour défendre la communauté contre ceux qui la menacent ou pour étendre l'emprise de la religion sur la société. Le fanatisme religieux est une dramatique dérive d'un message biblique, talmudique et coranique qui vise pourtant principalement à éduquer les êtres humains au respect d'autrui[23].

Crime et folie sont explicitement liés dans la théorie de la dégénérescence, formalisée au milieu du XIXe siècle, notamment par Morel[24], puis développée et remaniée dans une perspective évolutionniste. Selon cette théorie, les dégénérés sont une variante morbide de l'espèce humaine. Ils doivent être reconnus et isolés pour les empêcher de nuire et de se reproduire. Le psychiatre turinois Cesare Lombroso[25] fonde une anthropologie qui établit les caractéristiques distinctives de l'homme criminel, en soulignant ses stigmates (*op. cit.*). Il considère notamment que la femme est moins criminelle, car moins intelligente et moins active que l'homme ! Dire cela permet de focaliser l'intérêt sur le criminel et sur sa dangerosité potentielle pour la société. C'est encore vers la fin du XIXe siècle que se développe une approche qui se veut scientifique de la criminologie. Dans cette mouvance s'aménagent les exterminations nazies, mais on oublie peut-être, sous l'influence des théories eugéniques, les stérilisations forcées en Suède, aux Etats-Unis ou au Japon et dans bien d'autres pays dans les années 1930 à 1990. Cela concernait les prostituées, les déficients intellectuels, les homosexuels, les aveugles, les sourds, mais aussi les fous ou encore les criminels…

On ne peut nier que certains criminels soient atteints de troubles psychiatriques ou de la personnalité, que d'autres agissent sous l'emprise de drogues, ou encore suite à des traumatismes répétés de l'enfance. D'ailleurs, environ 50 % des affaires jugées en Cour d'assises concernent, par exemple, des crimes sexuels dont la moitié se rapporte à un viol sur mineur commis en milieu familial par un proche. L'incidence des affections psychiatriques parmi les délinquants sexuels, à l'exception des troubles de la personnalité, de l'alcoolisme et de l'abus de substances, n'apparaît pas plus importante que dans la population générale de niveau socioéconomique équivalent. Il n'existe pas de profil psychologique spécifique. En revanche, la grande majorité des agresseurs sexuels sont des hommes et des adolescents impliqués surtout dans les viols collectifs. Parmi les agresseurs adultes, près de la moitié affirme avoir commis leur premier délit sexuel à l'adolescence

---

[23] Le Monde des religions, 11 janvier 2015.

[24] Morel B. A. (1857), *Traité des dégénérescences physiques, intellectuelles et morales de l'espèce humaine.* Paris : Jean-Baptiste Baillière.

[25] Lambroso C. (1887), *L'homme criminel, étude anthropologique et psychiatrique.* Paris : Jean-Baptiste Baillière.

et en avoir subi eux-mêmes. Les adolescents sont ainsi responsables de 25 % des viols et de 40 à 50 % des autres agressions sexuelles sur les enfants. L'histoire rend aussi compte de crimes commis par des enfants et par des adolescents. Le crime n'est donc vraiment pas l'apanage de la folie.

Cette association avec la criminalité paraît plus importante en cas de troubles mentaux sévères, en particulier psychotiques, le risque augmentant avec l'usage ou l'abus d'alcool et/ou de substances psychoactives. L'importance de cette association, bien que statistiquement significative, reste cependant modeste en comparaison avec d'autres éléments comme l'âge, le sexe, l'environnement familial, les niveaux d'éducation ou encore les conditions socio-économiques. La violence et les crimes pouvant être exclusivement attribués à la maladie mentale ne représentent en réalité qu'une faible proportion de la criminalité générale. Il est également nécessaire de souligner que la plupart des personnes souffrant de troubles mentaux ne commettront jamais d'infractions graves et seront plus probablement les victimes d'autrui. Les violences faites à ces malades et handicapés mentaux sont le plus souvent commises par leurs proches, à l'opposé des clichés véhiculés par la télévision, le cinéma ou la littérature.[26]

Selon le rapport de la Haute Autorité de la Santé, « les individus souffrant de troubles mentaux graves sont 4 à 7 fois plus souvent auteurs de violences que les individus sans trouble mental, mais ils ne sont que rarement auteurs d'actes de violence graves : environ un homicide sur 20 actes de violence, voire un homicide sur 50 (soit 2 à 5 % des homicides) ».[27]

UNE QUESTION DE MORALE AUSSI

Devant les difficultés à cerner le malade qui mériterait soin et compassion, et le criminel psychopathe qui mériterait punition, on retrouve le fil de la longue histoire de l'idée du libre arbitre et de la volonté. Cette histoire a montré l'interaction complexe entre penser et vouloir, vouloir et pouvoir, ou entre volontés opposées. Mais ce sont peut-être les artistes qui ont su le mieux exprimer la tension entre la santé et la maladie, entre le bien et le mal.

Au XIXe siècle, Victor Orcel met en scène Le Bien et Le Mal (Musée des Beaux-Arts de Lyon). Ce tableau développe l'histoire de deux jeunes filles

---

[26] Bénérech M., Le Bihan P. et Bourgeois M.L. (2002), *Criminologie et psychiatrie*. Encyclopédie médico-chirurgicale, 37-906-A-10.

[27] Haute Autorité de la Santé, France, « Dangerosité psychiatrique : étude et évaluation des facteurs de risque de violence hétéro-agressive chez les personnes ayant des troubles schizophréniques ou des troubles de l'humeur. », mars 2011.

qui personnifient deux principes : le bien et le mal. De part et d'autre d'une allégorie centrale, une succession de saynètes décrit leurs parcours respectifs. La première, vêtue de vert, suit une voie de sagesse et de vertu, qui lui assure une vie sereine et heureuse. La seconde se laisse tenter par la passion et s'engage dans ce qui est décrit comme une vie dissolue, cédant aux avances d'un chevalier, qui la délaisse après la naissance d'un enfant. Rejetée par sa famille, elle se pend. Les symboles, ornements et formules latines accentuent le message. Par le choix du format, cintré dans sa partie supérieure, l'utilisation de fonds d'or et la juxtaposition de plusieurs scènes d'une même histoire, le peintre reprend volontairement certaines caractéristiques des tableaux d'église de la fin du Moyen Age et des débuts de la Renaissance. Pourtant, cette œuvre ne répond à aucune commande religieuse, mais elle ambitionne simplement de produire une grande peinture à caractère moral et dans un souci de pédagogie chrétienne.

Cet affrontement moral entre le bien et le mal s'opère également dans le monde psychiatrique. Les relents du Moyen Age subsistent jusqu'à la fin du XXe siècle et très probablement encore maintenant à certains endroits. Geel et Lierneux offrent une alternative à cet enfermement depuis de nombreuses décennies. Voici environ 130 ans, l'hôpital psychiatrique à Lierneux, dans les Ardennes belges, organisait le placement de plus de 120 personnes malades ou porteuses de déficiences dans des familles locales. La tradition est encore plus ancienne à Geel, dans la Campine anversoise. Depuis des siècles, des centaines de familles y accueillent des patients psychiatriques. Des documents du XVe siècle attestent déjà du fait. La tradition a perduré au cours des âges, protégeant des générations de malades mentaux de ce qui constituait alors la seule alternative à la réclusion à vie dans un asile sordide. On parle alors de colonie psychiatrique.

En Irlande, vivaient vers l'an 600 de notre ère, un roi, une reine et leur fille, la jeune princesse Dymphna. Lorsque celle-ci a dix ans, la reine vient à mourir et le roi est inconsolable. Il envoie des émissaires dans tout le royaume afin de chercher pour lui la femme qui ressemble le plus à la reine défunte. Les émissaires reviennent bredouilles : la seule femme qui lui ressemble, c'est sa fille Dymphna. Le roi se met alors en tête d'épouser celle-ci. La pieuse Dymphna s'enfuit, aidée par un prêtre, et arrive à Geel. Mais le roi finit par la retrouver et la décapite de ses propres mains. Par après, Dymphna est canonisée et, victime d'un psychopathe avant l'heure, devient la patronne des déments. Des pèlerinages sont organisés, avec des rumeurs de guérisons. Une tradition d'accueil des pèlerins se développe alors peu à peu.[28]

[28] http://www.newadvent.org/cathen/05221b.htm

Cette tradition du placement familial existait également en Moravie ou en Ecosse, mais l'accueil était dispersé plutôt que regroupé en colonies.

A l'inverse, on trouve d'autres excès sous une autre forme dans l'île de Leros en Grèce. En 1989, un journal anglais dévoile au monde l'horreur de l'asile de Leros. Des centaines de fous sont emprisonnés dans des conditions inhumaines depuis plus de 30 ans, parfois nus ou enchaînés, à l'intérieur de bâtiments vétustes. En 1957, le gouvernement avait « ramassé » 2.600 fous à travers toute la Grèce et les avait parqués dans l'île. Le scandale donne lieu à une réforme en profondeur de la psychiatrie en Grèce, financée par l'Union européenne sous la forme du programme *Psychargos*. A Leros et partout en Grèce, les asiles ferment. Les patients sont transférés dans des appartements, où ils vivent en liberté au milieu des villageois. En 2002, est créée à Leros la première coopérative sociale en milieu psychiatrique de Grèce, coopérative qui produit un miel réputé et fabriqué par les patients. Mais depuis le début de la crise financière, l'Union européenne a bloqué les crédits. Le programme *Psychargos* s'arrête officiellement en 2012. Mais dans les faits, il n'est déjà plus alimenté depuis des années. Le risque d'un retour en arrière est donc majeur.[29]

Nul n'a oublié les images des orphelinats roumains montrés au grand jour après l'exécution du dictateur Nicolae Ceaușescu. En 1970, le Parlement roumain avait voté une loi instituant l'abandon d'enfants en politique nationale. Il s'agissait, dans l'esprit du tyran communiste, de doubler la population de la Roumanie et d'asseoir la primauté de l'Etat sur la famille.[30] On les appelait les enfants du diable. « Ce sont des bébés-saucissons. Emmaillotés serré dans des couches anonymes, ils surgissent d'une planète où tout aurait pu être possible : un père, une mère, de l'amour, de l'espoir. Ils débarquent dans des orphelinats où rien n'est possible. On va les affamer, les attacher, déchirer leur identité, les vider de sentiments, les transformer en bêtes sauvages. » Le pire concerne peut-être la méconnaissance des familles, car beaucoup d'entre elles pensaient offrir un avenir meilleur à leur enfant en les « abandonnant » à l'Etat. Des familles affamées, même après la mort du dictateur, ont continué à placer leurs enfants dans ces orphelinats : 147.000 enfants ont ainsi été placés en 2000, soit 50 % en plus que sous le règne de la terreur !

Un grand chambardement avait débuté bien avant, avec l'émergence d'un mouvement contestataire de l'enfermement et plus encore, de celui de la folie. Certains ont mené une lutte active de façon à éviter la dichotomie

---

[29] Le Monde, 5 octobre 2012.
[30] www.lexpress.fr/informations/les-enfants-du-diable_634988.html#TfTdM5D36gqPOlUY.99

habituelle d'un médecin de passage investi d'une toute-puissance au sujet des médicaments, des sorties, des contentions et du personnel de soins au pouvoir important sur la vie quotidienne. Ce modèle à la fois hiérarchisé et aux tendances d'absolutisme est le principal frein à une réforme en profondeur de l'asile.

On n'a évidemment pas attendu nos époques modernes pour s'apercevoir que l'asile ne guérissait pas. Arrêtons-nous, avec Quétel[31], sur une histoire plus récente. Il a mené, avec le Docteur Morel et le Professeur Chaunu, une enquête statistique portant sur 18.000 aliénés, hospitalisés dans l'hôpital du Bon-Sauveur à Caen, devenu le Centre Hospitalier de Caen, entre 1838 et 1925.

A cette époque, il était bien question de garder les fous et non de soigner des malades. Tout d'abord, on pourrait croire que l'encadrement des fous s'est amélioré avec le temps. Il n'en est rien puisqu'en 1838, il y avait 1 gardien ou une bonne sœur pour 4,5 aliénés et en 1903, il y avait 1 gardien ou une bonne sœur pour 9,6 malades. On retrouvait à l'hôpital plusieurs sortes de pavillons spécialisés : aliénés pensionnaires, infirmerie, quartier des tranquilles, quartier des semi-tranquilles, quartier des agités, celui des malpropres, des épileptiques et enfin celui des infirmes et des enfants. Les pensionnaires sont les mieux surveillés ou plutôt servis puisque chaque malade, ou plutôt sa famille, doit payer une somme mensuelle. Les indigents sont pris en charge par l'Etat. Au moment de l'internement, la folie a le plus souvent plus de 2 ans et la demande est alors introduite par la famille. Sont mis en avant la notion de dangerosité ou de violence contre l'entourage ou contre soi (tentative de suicide) ou encore celle de perturbation de l'ordre public. Aucune idée de soin ne sous-tend cette demande d'enfermement. Il s'agit uniquement de mesures de protection. Il ne faut pas imaginer que l'internement était la seule réponse à la folie. Au contraire, les familles y répugnaient, comme le montre la statistique suivante : en 1851, on avait 20.537 aliénés internés contre 24.433 aliénés identifiés à domicile et en 1861, on retrouvait 31.054 aliénés internés contre 53.160 à domicile. Cela confirme à la fois une tendance au placement (plus 50 % d'internés et puis environ 30 %), mais aussi un chiffrage plus précis et plus important du maintien à domicile. Au total, il n'y avait évidemment pas plus de fous en 1851 qu'en 1861. Pour en revenir à l'internement, on retrouve comme motifs :

- 46 % le sont pour violences, turbulences, agitation, crise, tentative de suicide (on y retrouve aussi bien le meurtrier que celui qui a cassé un carreau chez lui) ;

[31] Quétel C. (2012), *Histoire de la folie, de l'Antiquité à nos jours.* Paris : Tallandier.

- On ne retrouve qu'une vingtaine de meurtriers sur les 18.000 admissions en question.
- A l'opposé, on y accueille la grande famille des opprimés, ceux qui pensent être victimes d'injustices, de persécutions, de séquestration, d'abus. Ils représentent 35 % des internements.
- Vient ensuite le contingent des personnes porteuses de déficiences (idiots, imbéciles et autres débiles), mais on y retrouve aussi des dilapidateurs et des incapables à gérer leurs propres biens.

Les internements d'office (de force) provenant d'instances supérieures dont les tribunaux ou l'armée ou la police sont un peu supérieurs aux placements « volontaires » provenant des familles. La moitié des internés ont entre 30 et 50 ans à leur entrée et il n'est pas rare qu'on retrouve des récidives, c'est-à-dire des malades qui reviennent plusieurs fois, parfois de nombreuses fois, à l'hôpital.

Le souci de guérir est malgré tout présent puisque la rotation est de 1/5. Un cinquième des malades sortent guéris et 10 % améliorés. Quant aux autres, ils restent leur vie à l'hôpital et y meurent. Une dame « idiote » y serait restée 59 ans, entre l'âge de 14 ans et 73 ans, âge de sa mort. En fait, plus de la moitié des malades entrés à l'hôpital y meurent (tuberculose, cachexie, anorexie, diarrhée chronique, etc.). Les personnes âgées difficiles se retrouvent à l'asile, d'autant plus facilement que les maisons spécialisées se révèlent bien plus chères. Enfin, soulignons le nombre très peu élevé de suicides à l'asile : 57 en 100 ans sur les 18.000 malades. La différence dans le diagnostic est différente d'un médecin à l'autre. La complexité de la maladie est toujours importante et on met l'accent sur l'un ou l'autre aspect : l'arriération, le délire, l'agitation, le suicide. Mais, « amélioré, c'est tout sauf guéri. »[32] C'est surtout « redevenu calme ». A l'époque de la fin du XIXe siècle, les asiles sont scandaleusement encombrés (Georges Clémenceau le dit en 1906) et il convient d'en faire sortir les fous. Il s'agit de faire sortir ceux qui ne sont pas guéris, mais qui ne perturbent plus personne et ceux qui sont « améliorés », ceux qui sont « guéris à l'essai » ou encore « guéris présumés ». On retrouve aussi quelques guérisons miraculeuses.

Les auteurs s'attardent sur les notes d'observation et les diagnostics des psychiatres. Un tiers des notes s'intéresse aux comportements difficiles : agitation, indocilité, refus d'alimentation, troubles du sommeil, refus de travailler, etc. S'y ajoutent les notions, plus morales, de méchanceté, d'excitation, d'insolence, d'impulsivité, de violence. N'imaginons cependant pas un lieu bruyant violent, car un autre tiers des observations souligne l'hébétude, le calme, l'indifférence, le désœuvrement, la prostration, etc.

---

[32] Quétel C., *op. cit.*, p. 443.

Enfin, le dernier tiers concerne des observations plus médicales : mutisme, hallucinations, incohérence, idées de persécution, etc. Les données d'évolution et de pronostic reprennent des mots comme : « mieux, travaille, calme ».

Sur le plan nosographique, chez les médecins adeptes d'un peu de systématisme, on retrouve les diagnostics suivants :
- environ 19 % de maniaques et autres agités ;
- environ le même nombre de déments, séniles ou non ;
- et environ le même nombre de délirants ;
- la mélancolie se retrouverait chez 12 % des internés ;
- les dégénérés 7 %, les épileptiques 3 %, les idiots 5 %, les confus près de 2 %, les hystériques 1 % et les alcooliques près de 8 %.

L'alcoolisme occupe depuis bien longtemps une place particulière à l'asile puisque cela concerne entre 15 et 25 % des entrants, soit bien plus que les nombres nationaux. On y retrouve surtout les personnes qui ont troublé l'ordre public et certains ne restent que quelques jours à l'hôpital. On cherche ainsi à distinguer le délire alcoolique de l'alcoolisme lui-même, mais leur fréquentation de l'asile puis de l'hôpital psychiatrique perdure tout au long du XXe siècle. Cela continue aujourd'hui.

Ainsi, on assiste pendant plus de 2.500 ans à l'enfermement de fous, essentiellement pour des raisons sécuritaires. Les causes sont multiples, mais toutes concernent une mise à l'écart plus ou moins longue. Cette considération vaut pour les statistiques, car on ne peut évidemment nier le drame des familles ou des habitants d'une communauté quand un des leurs se met à divaguer, à commettre des actes inconsidérés et éventuellement dangereux.

La folie morale reste ainsi durant de nombreuses décennies aux confins de la psychiatrie. On l'appelait aussi folie raisonnante pour signaler que le malade gardait toute sa lucidité. Malgré cela, il ne pouvait s'empêcher de commettre des actes antisociaux.

Folie, crime, déraison, agitation, dangerosité sont donc des termes bien plus moraux que psychiatriques. Il donne un jugement de valeur sur un comportement, qualifié selon la personne qui le décrit.

L'ANTIPSYCHIATRIE

Les débuts de l'antipsychiatrie remontent aux années 1960, à Londres. Les médecins antipsychiatres à l'origine de ce mouvement sont Aaron Esterson,

Ronald Laing[33] et David Cooper[34]. N'oublions cependant pas une application plus précoce encore et bien plus large dans la législation italienne.[35] Les antipsychiatres mettent en relief la notion relative de la normalité *Vs* la pathologie. Qui est fou et qui ne l'est pas ? Quel est celui d'entre nous qui n'a connu quelques moments de désarroi, de déprime, de souffrance, voire de délire ou de rêves éveillés pseudo-hallucinatoires ? D'aucuns sont aussi convaincus que la psychiatrie est plus une discipline sociale que médicale, dont la finalité serait le contrôle social ou, dans le meilleur des cas, la protection sociale. L'enjeu concerne évidemment la manière de considérer la folie, pour autant qu'elle existe, avec une volonté de ségrégation et d'exclusion ?

Le modèle de l'antipsychiatrie des années 1960 résulte de l'image de la psychiatrie offerte durant la Seconde Guerre mondiale, celle des camps de concentration, celle des asiles et celle du sort réservé aux malades d'une façon générale. Plus jamais ça, diront certains, d'où l'émergence d'un contre-courant extrême. Il y a eu trop, on supprime tout… On va alors assister à une double évolution. D'une part, le modèle italien va supprimer tout ce qui est institutionnel et développer une alternative en matière de sectorisation. Ce modèle prône la suppression des asiles et autres services ségrégationnistes et met en place des services dans la communauté, tant au niveau des soins qu'au niveau de l'encadrement psychosocial et professionnel. Il perdure actuellement et l'hôpital reste dorénavant réservé aux plus malades ou aux plus « dangereux ». Cela ne fut possible qu'au prix d'un mouvement politique communiste aboutissant à une législation adaptée (loi 180). D'autre part, les rapports entre soignants et soignés changent et deviennent plus égalitaires. En fait et tout simplement, les malades deviennent des êtres humains qu'il faut traiter comme tels, voire d'égal à égal. Ces mouvements vont largement favoriser l'émergence comme thérapie de l'approche systémique, qui fait du fou le bouc émissaire de la famille, à l'instar du fou du Roi au Moyen Age. On met ici en avant l'idée que le fou serait un symptôme désigné d'un dysfonctionnement familial ou social. Ce mouvement antipsychiatrique a été soutenu largement par les syndicats ouvriers de ces années-là, permettant l'apparition de lois libératrices.

« Nous sommes tous fous », disait David Cooper. Encore faut-il s'entendre sur ces mots.

---

[33] Laing R. D. & Esterson A. (1979), *L'équilibre mental, la folie, la famille*. Paris : Petite collection Maspero.
[34] Cooper D. (1970), *Psychiatrie et antipsychiatrie*. Paris : Seuil.
[35] Basaglia F. (1970), *L'Institution en négation*. Paris : Seuil.

Dans les années 1950 à 1960, le mouvement antipsychiatrique explose en Angleterre, Allemagne, France, Italie, Belgique, Suisse et Etats-Unis. On remet en question la dichotomie entre fous et normaux. David Cooper crée le *Pavillon 21*, à Kingsley Hall, Londres, et *Archway* en Ecosse. Les soignés sont accompagnés par les soignants sans l'usage de médicaments.

En Italie, *Psychiatria democratica*, avec Franco Basaglia et Giovanni Jervis, vide pratiquement les hôpitaux psychiatriques. Appuyés par un puissant courant militant, ils permettent à beaucoup de patients de sortir de l'hôpital, et de travailler. En Allemagne, la contestation est radicalement politique, en particulier avec le *Socialistich Patient Kollectif* (SPK). La France y arrive avec l'hôpital de Saint-Alban en Lozère, et toute une cohorte d'antipsychiatres lance la psychothérapie institutionnelle. « Car enfin, ce que montre Saint-Alban, c'est précisément que le médecin d'asile de l'ancien style n'existe plus - que l'asile n'existe plus - et que l'administration même de l'asile est pliée et comme asservie aux exigences proprement médicales et thérapeutiques. »[36] En 1975, l'antipsychiatrie n'ayant pas réussi à renverser le système hospitalier est devenue l'*Alternative à la Psychiatrie*. Son objectif est de multiplier les lieux de vie afin de rendre l'hôpital inutile.

Finalement, l'antipsychiatrie promeut les deux aspects suivants :

- Remise en question de la solution asilaire : l'asile reste avant tout le symbole des enclaves totalitaires. Pour ce mouvement et ses défenseurs, il n'y a pas d'autres manières de défendre la psychiatrie que de supprimer l'asile.[37] La psychiatrie sous contrainte semble difficilement échapper au qualificatif de totalitaire puisqu'elle dépouille un individu de ses libertés fondamentales et lui refuse le statut de sujet. Les protections prévues par la loi pour encadrer ces soins se montrent largement illusoires. Il n'est jamais difficile de justifier ce moment totalitaire, liberticide par l'urgence du soin et la nécessité de protéger le malade et son entourage. Ainsi créé, l'espace totalitaire peut mener, ou a pu mener, à toutes sortes d'abus : des hospitalisations à vie, des tortures, des mutilations, etc. La gageure est d'enfermer parce que cela coûte moins cher, mais pas trop longtemps parce que cela risquerait de finir par coûter trop cher. Alors le patient est renvoyé chez lui avec une bonne dose de neuroleptiques. Cela vaut sans doute mieux que la lobotomie qui, en son temps (1935-1950), devait servir à vider les hôpitaux

---

[36] Rey H. (1952), *L'actualité psychiatrique*, in l'Evolution Psychiatrique en 1952 (III, pp.579-582).

[37] Lesage de La Haye J. (2006), *La mort de l'asile. Histoire de l'antipsychiatrie.* Paris : Ed. libertaires.

psychiatriques en rendant les malades dociles, ou du moins maîtrisables.[38]

- Humanisation du malade : le malade est traité comme un sujet de droit, le but premier du traitement devant lui permettre de recouvrer sa liberté et non pas de rassurer la société. Avec la mouvance de l'antipsychiatrie, l'enfermement devait devenir un pis-aller.

Roger Gentis [39] engage à cette époque un début de psychothérapie institutionnelle. Naturellement et insidieusement nocif, le milieu hospitalier traditionnel peut et doit être orienté dans une approche thérapeutique, à laquelle sont associés malades, infirmiers et médecins. S'y ajoutent une dimension sociale et une dimension éducative.

Au-delà de ces aspects historiques et médicaux, l'essentiel de l'antipsychiatrie repose sur l'idée que la psychiatrie, contrairement aux autres disciplines médicales, ne cherche pas seulement à sauver des vies, mais surtout à protéger la société. En Allemagne, avant 1939, les partisans de l'eugénisme avaient déjà stérilisé 400.000 personnes, donc bien avant qu'Hitler n'autorise l'euthanasie psychiatrique rebaptisée « mort miséricordieuse ». Il ne s'agit pas seulement de fous, mais aussi de personnes handicapées. Cela concerne tous les patients souffrant de schizophrénie, d'épilepsie, de sénilité, de paralysie incurable et d'autres maladies syphilitiques, de faiblesse d'esprit, d'encéphalite, de la maladie de Huntington et de tous autres troubles neurologiques dans leurs phases finales. Cela concernait tous les patients hospitalisés depuis au moins cinq ans, tous les patients internés comme aliénés criminels, les étrangers, et ceux qui étaient visés par la législation raciste nationale-socialiste. N'y voit-on pas une analogie avec la population qu'on retrouvait dans les lieux d'enfermement du Moyen Age et de l'âge classique ?

Des médecins dont des psychiatres passèrent ainsi directement au meurtre au sein des hôpitaux qui furent rapidement transformés en centres d'extermination par le gazage ou la faim. Ces crimes furent organisés dans le cadre d'un programme appelé *Aktion T4*. Pour les psychiatres du T4, le meurtre était une activité lucrative, car ils continuaient à facturer la prise en charge des morts en postdatant les certificats de décès et ils volaient les dents en or. A eux seuls, les médecins dont des psychiatres tuèrent 300.000 personnes, dont de nombreux enfants. Pendant la guerre, ces psychiatres furent appelés dans les camps de concentration comme experts en extermination. Après la guerre, la majorité d'entre eux ayant joué un rôle dans l'Holocauste s'en sont sortis et ont occupé des postes respectables, les

---

[38] http://psychopathologie.pagesperso-orange.fr/l_humanisation_en_psychiatrie_047.htm
[39] Gentis R. (1977), *Traité de psychiatrie provisoire*. Paris : Maspero.

psychiatres américains qui étaient là pour juger leurs confrères faisant eux aussi partie du mouvement eugénique, alors à la mode ! Ce programme d'Hitler fut secret, mais connu par beaucoup. N'oublions cependant pas la cohorte de médecins, d'infirmières, de soignants et d'anonymes qui aidèrent les malades à s'échapper.

LA FOLIE AUJOURD'HUI

Le fou continue à faire peur, mais à qui profite cette peur, pourrait-on se demander ? Nous avons vu, avec le fil conducteur de la peur, qu'elle avait bon dos pour maintenir une paix sociale, plus pour certains que pour d'autres. Avec le temps, cette paix sociale est devenue celle du profit. Une des critiques majeures du DSM-5, la « bible » des classifications psychiatriques, est la médicalisation de problèmes émotionnels, ce qui permettrait aux sociétés pharmaceutiques de proposer des remèdes contre tout débordement. Pétitions, appels au boycott, déclarations et livres-chocs de spécialistes dénoncent un ouvrage jugé dangereux parce qu'il fabrique des maladies mentales sans fondement scientifique et pousse le monde entier à la consommation de psychotropes.[40] Cette confrontation est certes exagérée, car l'essentiel reste bien une tentative d'établir une vue commune de la folie. Depuis 1952, date de parution du premier DSM, les choses ont évolué et il faut bien dire que les troubles mentaux ont débordé vers des troubles de l'adaptation, puis des troubles de l'humeur pour en arriver à des conduites sociales comme la manipulation, la *grandiosité*, la recherche d'attention, l'hostilité, etc. Ainsi, pourraient être confondus pathologie et personnalité, personnalité et traits affectifs. De là à assimiler sentiments, personnalité et pathologie, il n'y a évidemment qu'un pas.

Ces aspects de la vie émotionnelle qu'on retrouve chez chacun peuvent connaître des débordements au gré des circonstances de la vie, soit personnelle, soit familiale, soit sociale. Il faut bien dire que les conditions de vie actuelles ont bien changé, notamment au niveau du rapport de l'individu avec la société et avec sa famille, au niveau de ce qu'on pourrait appeler la responsabilité sociale. On n'hésite plus actuellement à associer ces conditions de vie avec une explosion des consultations à caractère médico-psychologique. Les consultations psychologiques et psychiatriques sont envahies de demandes de personnes qui présentent manifestement des problèmes adaptatifs plus ou moins ponctuels. S'agit-il là pour autant de maladies mentales ?

[40] Le monde, 5 mars 2013.

Isaac Asimov[41] et Jules Verne[42], deux visionnaires auteurs de romans dits d'anticipation, laissaient tous deux entrevoir une évolution majeure de notre mode de vie contemporain, dont on voit déjà poindre les effets, mais dont on ne mesure certainement pas l'ampleur. On ne retiendra de Jules Verne que sa capacité à anticiper les progrès scientifiques. Par contre, en 1964, Asimov visite l'Exposition universelle de New York. Il se met à imaginer ce qu'il pourrait bien arriver dans 50 ans, c'est-à-dire en 2014. La généralisation de la robotisation posera inexorablement la question de la nécessité du travail humain. La prévision d'Asimov passe d'une joyeuse évocation de l'inventivité technique, à des éléments forts et pessimistes : « la situation empirera du fait des progrès de l'automatisation. Seuls quelques emplois de routine persisteront pour lesquels les machines ne remplaceront pas l'être humain. (...) L'humanité souffrira sévèrement d'ennui, un mal se propageant chaque année davantage et gagnant en intensité. (...) La psychiatrie sera de loin la spécialité médicale la plus importante en 2014. Les rares chanceux qui auront un travail créatif seront la vraie élite de l'humanité, car eux seuls feront plus que servir une machine ».

Force est de constater que le travail devient rare dans nos sociétés occidentales. Les statistiques des sans-emplois sont souvent rapportées en trompe-l'œil puisqu'elles ne tiennent pas compte des personnes qui sortent des normes : âges, admissibilité, fin de période d'indemnisation, etc. En 2010, les statistiques montrent que le taux d'emploi (pourcentage des adultes entre 18 et 65 ans ayant un emploi) dans le monde a augmenté dans les années 2000 pour s'effondrer à la fin de la décennie.[43] Globalement, environ 2/3 des personnes de 18 à 65 ans ont un emploi, avec une variation entre 46 % en Turquie et 79 % en Islande, la Belgique se situant à 62 %, la France à 64 % et la Suisse à plus de 78 %.

A l'heure d'un chômage structurel étendu qui frappe de nombreux pays, c'est peut-être un basculement majeur de la condition humaine qu'a anticipé Asimov. Depuis des siècles, les nantis étaient ceux qui n'avaient pas besoin de travailler pour vivre. Les autres, les besogneux étaient dans ce besoin, soit pour eux-mêmes (jardin ou autre), soit pour autrui avec un contrat de travail. Demain, la figure du privilégié sera d'abord celle de l'inactif riche, ou de l'actif dont le travail sera resté nécessaire dans la civilisation des robots. L'idéal du travail pour tous peut-il résister à ce processus ? Comment penser le sort d'une humanité réduite à l'inactivité forcée et donc à vivre dans l'assistance d'une bonté étatique qui n'aura peut-être plus à redistribuer que

[41] 1920-1992, *Prévisions dans Visit to the World's Fair of 2014* :
http://www.framablog.org/index.php/post/2013/08/29/asimov-2014
[42] 1828-1905
[43] Liste OCDE

ce que voudront bien laisser les grandes fortunes ? C'est peut-être maintenant qu'il faut poser ces questions, avant que d'autres auteurs de science-fiction ne nous prédisent un avenir encore plus sombre.

Dans cette société déshumanisée, toujours selon Asimov, la psychiatre connaîtra un bel essor. La question majeure concerne donc, encore une fois, la place réservée à la folie dans nos sociétés et la manière dont nous traitons nos fous. Les fous sont en fait l'exemple même, issu de la nuit des temps, d'une partie de l'humanité qui ne sert pas la collectivité et même qui l'inquiète. A présent, ils ne sont plus les seuls dans cette catégorie sociale. De nombreux autres groupes sociaux sont dans cette situation. Cela se traduit dans une approche par des réseaux et circuits de soins, d'ailleurs promulguée par l'OMS. On préconise dorénavant une prise en charge communautaire des malades au lieu de leur internement. La Wallonie a édité un guide : « Vers la mise en place de meilleurs soins de santé mentale par la réalisation des réseaux et circuits de soins ».[44] Ce guide propose le maintien des personnes au sein de leur environnement et de leur tissu social par la mise en place de parcours thérapeutiques individualisés. Concrètement, tous les prestataires de soins d'un même territoire, y compris les hôpitaux psychiatriques, les Services de Santé Mentale, les Habitations Protégées, les Maison de Soins Psychiatriques, etc., sont invités à assurer cinq fonctions :

- une fonction de prévention ;
- une fonction de traitement intensif assurée à domicile par des équipes mobiles ;
- une fonction de réhabilitation assumée par des équipes travaillant à la réinsertion sociale ;
- une fonction de traitement résidentiel dans le cadre d'unités intensives lorsque la prise en charge à domicile n'est pas possible ;
- et finalement, une fonction de soins au sein de formules résidentielles spécifiques.

Où est l'hôpital dans ce réseau ? Il s'agit certainement là d'avancées politiques et structurelles, mais qui ne remettent pas en cause la notion de folie. Celle-ci dépend à la fois des ressources personnelles et matérielles, du cadre de vie, ainsi que de l'utilité sociale. Des cohortes entières d'êtres humains se retrouvent désœuvrées, assistées par un Etat puissant et une mondialisation capitaliste qui n'a que faire des faibles.

La lutte entre les tenants du système asilaire protectionniste et les tenants de l'insertion dans la communauté s'intensifie. La réalité ira probablement un jour vers une organisation mitigée où l'hôpital sera réservé à quelques cas

[44] www.psy107.be

graves et effectivement dangereux, pour autant que les progrès de la pharmacologie et l'organisation sociale ne reculent encore cette frontière.

La tolérance envers le fou paraît suivre celle de la personne âgée. Il fut un temps où la personne vieillissante était prise en charge par sa famille jusqu'à sa mort, même si parfois c'était dans des conditions épouvantables. La maison de retraite est alors devenue libératoire. Maintenant, malgré les progrès de soins à domicile, le placement reste une solution. Au 1er janvier 2012, en France métropolitaine, 1,17 million de personnes âgées sont dépendantes, soit 7,8 % des 60 ans ou plus. A l'horizon 2060, selon le scénario intermédiaire des projections de dépendance, le nombre de personnes âgées dépendantes atteindrait 2,3 millions. Au-delà de 75 ans, 9 % des personnes vivent dans un établissement d'hébergement pour personnes âgées. Le passage du domicile à l'établissement dépend principalement du niveau de dépendance, qui croît avec l'âge : plus il est élevé et plus le maintien à domicile est difficile.[45] Au Japon, en prévision d'une explosion du vieillissement de la population, apparaît une volonté farouche de ne pas faire appel à un personnel de soin d'origine étrangère. La société a orienté la recherche de solutions vers la création de robots, assistants spécialisés pour personnes âgées.[46]

Ainsi, l'hôpital ou bien l'institution spécialisée restent considérés comme des lieux préférables au domicile, malgré l'absence de place, de moyens matériels et financiers et surtout de disponibilité affective. L'évolution de la famille autant que celle des soins en est la cause. La famille est dorénavant remplacée par des professionnels et des services dans la communauté. Ces services dans la communauté se sont multipliés, mais cela n'a pas empêché jusqu'à présent les lits des hôpitaux psychiatriques de rester occupés. Les mondes sont restés parallèles entre le système hospitalier et extrahospitalier. Les services ambulatoires débordent de demandes concernant des troubles adaptatifs ou de personnalité. Les hôpitaux reçoivent tout ce qui est considéré comme danger pour soi et l'entourage. Cette notion à géométrie variable dépend de l'envoyeur, de la sensibilité du psychiatre, de l'opiniâtreté de la famille, de l'influence du voisinage, de l'avis du juge de paix, etc. Bref, il subsiste encore assez peu d'objectivation à l'égard de ces situations.

La folie n'est plus, ou plutôt elle a changé de nom. Le fou est devenu malade et on évite toute stigmatisation par un substantif qui le définirait plus avant. La maladie devient parfois mentale et même, dans des alcôves spécialisées, maladie psychiatrique. Cela veut dire que cette maladie, que ce malade est

---

[45] http://www.insee.fr/fr/themes/document.asp?ref_id=T14F096
[46] http://www.silvereco.fr/robotique-des-robots-assistants-pour-personnes-agees/317978

du ressort du psychiatre avec la possibilité de traitements pharmacologiques. Tous les autres consultent des psys de différentes natures, les vrais, les faux, les gourous, les escrocs et bien sûr les charlatans. La panoplie des psychothérapies s'est largement amplifiée et, dorénavant, on a le choix entre approche systémique, cognitivo-comportementale et encore psychanalytique, mais aussi gemnothérapie, phytothérapie, thérapies psycho-corporelles ou encore celle des constellations, etc. Bref, nombreuses sont les personnes qui veulent s'abreuver aux sources de la folie et de sa désinstitutionnalisation.

La folie évolue, comme le prouve l'évolution de la dénomination et de la nosographie. Dans la préface de la première édition d'un manuel de psychiatrie[47], les auteurs, un Anglais et un Américain, soulignent que : « Le but de cet ouvrage est de présenter la psychiatrie dans ce qu'elle a de vivant et en tenant compte de ses importants rapports non seulement avec la médecine générale, mais aussi avec les problèmes sociaux de la vie de tous les jours ». Dans l'édition de 1955 : « Les aspects médico-sociaux sont de mieux en mieux reconnus et compris : l'étude de l'homme appréhende son entourage social et son adaptation au milieu. » Nous avons évoqué plus haut le nouveau DSM. Il nous paraît intéressant de revoir la terminologie utilisée au début du siècle passé. L'inspiration trouve déjà sa source dans une dichotomie entre l'inné et l'acquis, mais surtout entre l'intrapsychique et l'organique.

Grande-Bretagne	Etats-Unis	France[48]
Oligophrénies Idiotie, imbécillité, débilité mentale et débilité morale	Psychoses dues ou associées à une infection Syphilis, encéphalite, méningite, chorée	Maladies mentales aiguës Réactions névrotiques Crises de manie Etats dépressifs & crises de mélancolie Psychose maniaco-dépressive Psychoses délirantes Confusion Epilepsie
Névroses Epuisement, angoisse, compulsions, obsessions, phobies, hystérie	Psychoses dues à des intoxications : alcool, métaux, gaz, opium et autres	Maladies mentales chroniques Déséquilibre psychique (perversion dont l'homosexualité, les toxicomanies) Névroses (d'angoisse,

[47] Henderson D. & Gillespie R.D. (1927), *Manuel de psychiatrie*. Paris : PUF pour la traduction de l'édition de 1950 où on retrouve la préface de la première édition en question.
[48] Ey H., Bernard P. et Brisset C. (1970), *Manuel de psychiatrie*. Paris : Masson, 4e édition.

		phobique, hystérique, obsessionnelle) Délires chroniques Schizophrénie Démences Etats d'arriération
Psychoses schizophréniques Démence précoce simple, hébéphrénique, catatonique et paranoïde Paraphrénie.	Psychoses dues à un traumatisme Confusion traumatique, troubles post-traumatiques, détérioration mentale	Maladies de cause organique Glandes Psychose puerpérale Alcoolisme Syphilis Encéphalite Traumatismes crâniens Tumeurs cérébrales Sénilité
Constitution psychopathique y compris paranoïa	Psychoses dues à des troubles de la circulation Artériosclérose cérébrale, embolie cérébrale, maladie cardio-rénale	
Psychoses affectives Psychose maniaco-dépressive et mélancolie d'involution	Psychoses dues à des convulsions Détérioration, obnubilation	
Etats confusionnels	Psychoses dues à des troubles métaboliques Psychose sénile, confusion, agitation et dépression, type paranoïde, Alzheimer, avec pellagre	
Psychoses épileptiques	Psychoses dues à des néoformations Cancer du cerveau	
Paralysie générale	Psychoses dues à l'hérédité ou de cause inconnue Sclérose en plaques, Chorée de Huntington, Paralysie agitante	
Autres psychoses associées à un trouble cérébral organique	Psychoses d'origine psychologique Hystérie d'angoisse et de conversion, psychasthénie, neurasthénie,	

	hypochondrie, états d'angoisse, dépression réactionnelle, maniaco-dépression, avec schizophrénie, paranoïa, psychopathie	
Démence	Sans psychose Alcoolisme, intoxication Personnalité psychopathique avec sexualité pathologique, tendances asociales et émotivité pathologique, épilepsie, arriération mentale	

Tableau N° 4 : Classification nosographique dans les années 1950 dans 3 pays.

D'abord, dans ces classifications, on peut souligner les points suivants :

- Elles se ressemblent.
- Chez les Américains, on souligne l'émotivité comme pathologie.
- Les psychoses et les névroses sont relativement, d'une manière ou d'une autre, classées comme telles ou selon leur chronicité.
- Si les origines organiques sont déjà en partie identifiées, beaucoup de troubles neurologiques restent classés parmi les folies.
- Personne ne s'étonne d'y retrouver les alcooliques et autres toxicomanes ou déments et déficients intellectuels.

Le DSM a donc ensuite cherché à établir un consensus international en ces matières. Ce manuel de diagnostic statistique des maladies mentales est né du malaise croissant de la psychiatrie américaine, et globalement du système de santé mentale au sujet du diagnostic et du traitement des maladies mentales. Des affections aux symptômes très visibles touchent le cerveau et entrent facilement dans ces catégories, d'autres ont des conséquences sociales directes et ne sont pas facilement classifiables, sauf si des objectifs de contrôle social sont programmés par des politiques. Mais là aussi, même si l'on se place du point de vue de classes ou de groupes sociaux désireux d'opérer un contrôle social, les avis divergent sur l'efficacité à court, moyen et long terme des mesures à prendre. Le Comité des statistiques, créé en 1913 par l'ancêtre de l'Association Psychiatrique Américaine publia la première nosographie psychiatrique standardisée : le Manuel statistique à l'usage des institutions pour aliénés. Ses 22 catégories étaient somatiques ou biologiques et a convenu à la grande majorité des psychiatres jusqu'en 1942. Le premier DSM fut publié en 1952 tandis que l'OMS intégrait les maladies mentales dans sa sixième édition de la classification internationale des maladies en 1949.

Un mouvement anti-DSM a débuté partout dans le monde. Des instances professionnelles, dont une branche de l'Association américaine de Psychologie, sont aussi montées au créneau. Même le prestigieux Institut américain de la santé mentale, le plus gros financeur de la recherche en santé mentale à l'échelle mondiale, s'est à son tour désolidarisé du DSM-5 : « Les patients atteints de maladies mentales valent mieux que cela », a justifié son directeur, Thomas Insel, dans un communiqué, en expliquant que son association « réorientait ses recherches en dehors des catégories du DSM », du fait de la faiblesse de celui-ci sur le plan scientifique. En France, le combat est porté depuis trois ans par un collectif intitulé *Stop DSM*, constitué de professionnels proches du milieu psychanalytique. Ils s'insurgent contre la pensée unique du manuel, bien avant sa dernière édition.[49]

Malgré ses faiblesses et carences, déjà évoquées, il faut bien reconnaître qu'il s'agit d'un outil de travail qui rassemble les spécialistes du monde entier. Comme tout outil, c'est d'abord son usage qui détermine sa qualité. Voici un tableau reprenant l'évolution du DSM (Tableau N° 5).

	Caractéristiques principales.
DSM-I - 1952	La tradition somatique *Vs* mentale antérieure cédait la place aux perspectives psychodynamiques qui avaient assuré leur influence sur la profession au début du XXe siècle. Ces nouveaux points de vue soulignaient bien plus qu'avant le rôle de l'environnement et la diversité des formes moins sévères de perturbations qui pouvaient bénéficier de l'attention de la profession psychiatrique. (60 diagnostics)
DSM-II - 1968	On étend le nombre de maladies et on y inclut les réactions psychosociales inadaptées ou immorales, dont l'homosexualité. (145 diagnostics)
DSM-III – 1980	Se voulant complètement empirique et a-théorique, s'écartant des théories psychanalytiques, ce manuel de référence revient finalement à une présentation somatique des pathologies, considérées sous l'angle uniquement biomédical. (292 diagnostics)
DSM-IV – 1994	On passe à 410 troubles selon 5 axes et il y a un alignement sur la CIM. Il veut promouvoir une approche globale et intégrative des patients et rend systématique l'approche axiale des patients porteurs de pathologies psychiatriques. Sa

[49] Le Monde du 17 mai 2013, Psychiatrie : DSM-5, le manuel qui rend fou.

	complexité rend souvent difficile un diagnostic « simple ».
DSM-5 - 2013	La nouvelle édition n'apporte pas de changement majeur dans la façon de poser les diagnostics psychiatriques. Il y a augmentation du nombre de diagnostics et abaissement de certains seuils qui laissent craindre des surdiagnostics et des surtraitements. (> 400 diagnostics)

Tableau N° 5 : Evolution de tentatives de classification dans le DSM.

Nous ne pouvons faire l'économie d'une mise en correspondance du diagnostic psychiatrique et d'une vision de l'homme. Ainsi, même dans le DSM-5, à notre époque donc, on retrouve des jugements moraux et cette notion de bien et de mal mêlés à la psychiatrie. Voici quelques mises en évidence de problèmes ou d'interrogation[50] :

- Le syndrome du risque psychotique : 70 à 75 % de faux positifs sont à prévoir et la prescription massive probable d'antipsychotiques toxiques, inutiles et modifiant le comportement de jeunes adultes, y compris des enfants. On retrouve là « la schizophrénie sans symptôme » de l'ère soviétique.
- Le trouble anxieux et dépressif mixte recouvrent des symptômes non spécifiques, c'est-à-dire qu'ils concernent quasi tous les êtres humains. Le deuil y est ainsi introduit.
- Les troubles neurocognitifs mineurs restent bien sûr non spécifiques chez les plus de 50 ans et remplacent les démences.
- La frénésie alimentaire a une prévalence estimée à 6 % de la population. Toute personne qui mange de façon excessive une fois par semaine pendant plus de trois mois devient suspecte.
- Le trouble dysfonctionnel du (mauvais) caractère avec dysphorie qui est une médicalisation des accès de colère chez l'enfant et chez l'adulte induit l'éventualité d'une prescription d'antipsychotique. Le but du groupe de travail était de diminuer les faux diagnostics de troubles bipolaires chez l'enfant. Le risque est au contraire d'augmenter le nombre d'enfants désignés comme se trouvant en situation pathologique et de créer un abus de médication.
- Le trouble paraphilique coercitif : la « normophilie » est un autre néologisme exprimant qu'il est des manières normales d'aimer (à moins qu'il s'agisse de ceux qui aiment les normes) et des manières d'aimer anormales (paraphilies) qui peuvent donc être pathologiques (elles sont alors nommées troubles). On parle de trouble paraphilique coercitif lorsque la personne est affligée ou détériorée par ses attirances ou si elle

[50] Debauche M. : http://www.grouperechercheactionsante.com/Critique%20du%20DSM%20V-DEFDEDEF+.pdf

a cherché la stimulation sexuelle en forçant la relation sexuelle sur trois personnes ou plus non consentantes et dans des occasions séparées.

- Le trouble d'hypersexualité : s'y reconnaît qui veut.
- La catégorie des troubles du comportement addictif serait incluse et comprendrait au départ un seul trouble : le jeu pathologique est transféré de la section des troubles compulsifs. L'addiction à internet et une série d'autres diagnostics à l'avenant, au sexe, au shopping, au travail, aux crédits à la consommation, aux jeux vidéo, pourraient suivre. On parle dorénavant de troubles de l'usage et non d'abus et de dépendance.
- Le retard mental devient un trouble du développement intellectuel.
- Les troubles autistiques deviennent les troubles du spectre autistique. Exit le syndrome d'Asperger.
- On retrouve l'accumulation dans la rubrique des TOC.
- La schizophrénie n'a plus de sous-types.

Enfin et surtout, on quitte la dimension catégorielle des troubles de la personnalité pour introduire un aspect dimensionnel. Il s'agit de rapprocher le DSM de la Classification Internationale des Maladies. Le DSM-5 combine ainsi les axes I, II et III et supprime les axes IV et V. Il demeure possible toutefois de rapporter des informations d'ordre psychosocial ou environnemental (axe IV), bien que l'on n'ait pas retenu la nécessité d'en faire la classification. Ceci a contribué à alimenter les critiques disant que le DSM-5 proposerait une vision réductrice, voire médicalisée, de la santé mentale, en supprimant l'espace consacré aux déterminants sociaux de la santé mentale.[51] Quant à l'évaluation globale du fonctionnement (axe V), on a conclu que les résultats qu'on en tirait n'étaient pas vraiment fiables vu les faiblesses conceptuelles d'une telle échelle et la validité douteuse des outils psychométriques associés. On propose plutôt d'utiliser un autre outil pour mesurer le fonctionnement, soit celui que rend disponible l'Organisation mondiale de la santé individuelle[52].

Avec le temps, les siècles, les millénaires, la folie a pris parfois de nouveaux visages. Des constantes subsistent cependant, constantes que nous avons voulu souligner.

---

[51] Fontaine E., Jeunieaux L et Fontaine P. (2014), *DSM-5… Quoi de neuf ?* Neurone, Vol. 19, N° 9.

[52] Il s'agit du WHODAS, soit le World Health Organisation Disability Assessment Schedule que le DSM-5 met à l'étude.

CONCLUSION

La folie a toujours existé.

Son intrication avec des facteurs divers, biologiques et sociaux a toujours été remarquée, mais la suppression actuelle de l'axe IV dans le DSM-5 pourrait marquer un pas vers le biologique absolu.

Les asiles et puis les hôpitaux spécialisés ont toujours servi à protéger la société ou la famille et parfois le fou lui-même.

Chaque époque a connu ses détracteurs et autres libérateurs, mais, dans un mouvement circulaire, la solution de l'enfermement renaît de ses cendres. Pourtant, pour des raisons humanitaires et financières, des solutions dans la communauté se sont multipliées, mais jusqu'à présent sans véritable cohésion.

Le fou reste fou et cette entité s'est élargie à des troubles émotionnels « grâce » au DSM-5.

Si la folie est associée à l'exclusion, alors le nombre de fous croît et ne cessera de croître, car l'exclusion a toujours été associée au désœuvrement et il faut reconnaître que la cohorte des inactifs professionnellement augmente. La force de production s'épuise et est remplacée par des robots. Le nombre de personnes exclues du monde du travail augmente et on devrait assister à une stigmatisation de plus en plus importante en termes de dysfonction sociale, mais surtout de problème de santé mentale.

Dans cette partie, nous avons voulu mettre en exergue le risque d'une perversion sociale où folie et inactivité sociale seraient associées. Nous avons aussi souligné avec force que cette appréhension globale et parcellaire d'une tendance ne néglige en rien les souffrances individuelles et celles des familles.

LES DIMENSIONS DE LA FOLIE

> *« Il m'a aidée bien sûr le psychiatre en étant la première personne à qui j'ai pu parler après le départ de C mais il s'est créé un lien infantile, ce besoin de raconter la vie au lieu de la vivre. »*
> Dans Itinéraire psychiatrique, Emma Santos, Editons des femmes, Paris, 1977.

FOLIE, ETAT, HANDICAP, EXPRESSION OU MALADIE ?

Cette question paraît anodine. Elle engage pourtant toute notre réflexion vers un consensus de définitions qui permettrait à chacun de se positionner. La folie ne serait-elle pas d'abord et simplement un état, une manière d'être, d'exprimer ses peurs et angoisses, de réagir aux circonstances de la vie ? Ne serait-elle pas une expression bien particulière, le plus souvent dans un style personnel, avec pour corolaire une implication sociale faible. La personne n'est pas nécessairement ou toujours dangereuse pour elle ou pour autrui. S'agit-il d'une déficience qui mérite une revalidation ? S'agit-il d'une maladie qui incite les sociétés pharmaceutiques à plus de recherche et demanderait un *Folithon* à l'instar du *Téléthon* ? Le téléthon concerne la recherche en matière de maladies rares, soit une maladie qui atteint une personne sur 2.000, donc près de 30.000 en France.[53] Cette émission accorde pour moitié des montants importants aux maladies neuromusculaires. Rappelons que 6 % de la population française sont concernés par les troubles psychiques, soit 3,6 millions de personnes. La disparité est évidente, à moins qu'il ne s'agisse d'une volonté culturelle de juger la folie comme une maladie peu grave. Peut-on avoir pitié d'un enfant dystrophique et non d'un enfant autiste ? S'agirait-il dès lors d'un état subjectif transitoire que chacun peut vivre au gré des circonstances de la vie ? Entre maladie grave, état existentiel, réaction à des conditions de vie stressantes, la folie s'égare sur des chemins de traverse.

[53] http://www.sante.gouv.fr/les-maladies-rares.html

La folie état

Une civilisation se reconnaît à la façon dont elle traite ses marginaux. En nommant ceux qu'elle perçoit et place à la marge d'elle-même, elle définit sa vision de la normalité. Sur ce plan, ce qui a trait à la maladie mentale et à la folie appartient ainsi à la culture politique de chaque peuple. Il paraît dès lors indispensable que ces normes qui désignent qui est quoi soient vues dans un cadre culturel.

Dans son article « le sujet et le pouvoir »[54], Michel Foucault relève les pratiques *divisantes* qui font du sujet ce qu'il est en le séparant des autres par une qualification spécifique qui le stigmatise. On a tendance à tout catégoriser, y compris les groupes sociaux : les femmes, les chômeurs, les fous, les *blacks*, etc. Il prend l'exemple du partage entre le fou et l'homme sain. Le concept de folie n'a pas une fonction distinctive simple de présentation ou de discernement, mais une fonction stratégique. Il s'agit d'établir une distinction entre folie de ce qu'elle n'est pas. La folie désigne les lieux où la pensée peut s'égarer. Ce mot est donc moins un concept qu'un artifice de distinction. Il revient à se demander ce qui distingue folie et raison. La limite entre folie et non-folie se structure autour d'une opposition forte entre déraison et une arborescence de concepts entretenant des liens étroits les uns avec les autres : bon sens, progrès, histoire, production, utilité. Il s'agit d'une autre forme de catégorisation qui donne sens à la vie. Elle se conçoit finalement comme la répétition délirante de l'insignifiant. Si la folie repose sur la répétition (les mêmes délires, les mêmes hallucinations, les mêmes gestes), alors elle s'oppose au principe de causalité qui associe à toute cause un effet qui n'était pas dans la cause, un effet nouveau en quelque sorte. Cette opposition a son importance puisqu'elle implique que la folie n'a pas de sens (ni direction, ni signification), qu'elle n'évolue pas et qu'elle n'a donc pas d'histoire, qu'elle ne progresse pas, qu'elle ne produit pas et qu'elle est donc inutile.[55]

Il n'y a pas en définitive de limite absolue entre la folie et la non-folie. C'est la non-folie qui s'est inventée son contraire pour se réaliser. La limite entre les deux n'apparaît que dans des craquelures, des jointures de l'ensemble qu'elles constituent l'une avec l'autre. La folie n'a pas de caractéristiques précises et distinctives, car elle n'est que l'outil que la non-folie s'est fabriquée pour colmater les brèches de sa viabilité. Il n'en reste pas moins que la folie elle-même conserve un lien privilégié avec la non-folie qui est son origine. En somme, elles ne peuvent être pensées séparément dans la

---

[54] http://1libertaire.free.fr/MFoucault102.html
[55] Sauvêtre P. (2014), *Folie / non folie*. Lyon : Ed. ENS.

mesure même où chacune d'elles cherche à se définir en se séparant de l'autre. Ce serait d'ailleurs fou, par un artifice de folie, de n'être pas fou.

Bref, nous pouvons affirmer que la folie fait partie de la raison à qui elle donne sens. Sa caractéristique d'égarement et de fissure dans le réel donne un sens subjectif absolu à une vérité partagée par la non-folie, c'est-à-dire par la majorité.

Dans ce sens, la folie nous concerne tous puisque la psychologie politique nous invite à imaginer la folie de nos dirigeants. « Le pouvoir est une drogue qui rend fou quiconque y goûte », confiait François Mitterrand. A moins qu'il ne faille être fou pour accéder au pouvoir ? Suffisamment mégalomane pour viser les sommets, un peu paranoïaque pour se jouer des trahisons, légèrement psychopathe pour éliminer ses adversaires...[56] Mais si les fous sont au pouvoir, c'est parce que nous les y avons mis et justement parce qu'ils sont fous. Nous votons pour les plus fous, pour les séducteurs, les menteurs et les enjôleurs. Leurs défauts nous rassurent sur nous-mêmes et nous préférons voter pour ceux qui nous ressemblent plutôt que pour les rationnels ou les académiques. Celui qui peut être élu n'est pas forcément celui qui fera le meilleur dirigeant. La grégarité des humains va jusque-là : chercher la rassurance de la similitude plutôt que la rationalité. Les financiers, eux, ne s'y trompent pas. Exit la folie. Dorénavant, ce sont des machines qui remplacent les *traders,* mais aussi les ouvriers et de plus en plus d'employés.

La folie est ainsi partout, là où il y n'y a pas de raison qu'elle soit, à tous les niveaux sociaux, dans toutes les circonstances de la vie, dans les pays riches ou pauvres. Elle n'épargne même pas les riches. Elle existe parce qu'il faut bien que la raison existe et qu'on lui attribue un sens, celui du commun des mortels.

La folie handicap

Le handicap se définit de moins en moins par les déficiences et de plus en plus par des limitations fonctionnelles imposées par des normes sociales s'adressant à une certaine majorité. Par exemple, beaucoup d'entre nous peuvent se retrouver en situation de handicap, entravés dans leurs déplacements sur les trottoirs d'une ville encombrées de voitures. Cette situation est engendrée par la conception des trottoirs, par des choix stratégiques de mobilité, par l'individualisation des moyens de transport, etc.

---

[56] De Sutter P. (2007), *Ces fous qui nous gouvernent*. Paris : Les Arènes.

On parle donc dorénavant de situation de handicap et non plus de personne handicapée.[57]

Il y avait les déficiences physiques, sensorielles, mentales[58]. Existe maintenant la déficience psychique. Peut-on parler de « personnes en situation de handicap psychique » ? Le handicap psychique n'est pas une donnée qui se surajoute aux troubles psychiques. S'agit-il plutôt des conséquences sociales des troubles psychiques et des traitements apportés en réponse ? La survenue du handicap psychique serait-elles toujours le produit de l'interaction entre la personne avec son trouble interne et les réactions et attitudes des personnes qui l'entourent ? La notion de situation de handicap psychique apparaît alors comme une donnée constamment en évolution en raison de la multiplicité des facteurs qui la composent et parce que chacun d'eux varie constamment. On remarque cependant qu'on ne trouve pas de consensus au sujet de la définition de ce concept.

La notion de handicap psychique est une notion récente mise en avant par l'UNAFAM[59] pour faire reconnaître le handicap généré par les troubles psychiques et le différencier du handicap mental. Ce terme a été repris par la loi française du 11 février 2005, ce qui a permis une visibilité des personnes qui en souffrent et de leurs besoins.

Il faut donc bien distinguer le handicap psychique du handicap mental. Mais on ne sait pourquoi le mot « mental » reste encore à notre époque accolé à cette notion de handicap, comme si une personne avec déficience intellectuelle avait d'office des problèmes psychiatriques ! Le handicap psychique est toujours associé à des pathologies psychiatriques, qui entraînent une grande variabilité de signes et nécessitent une médicalisation et souvent une médication. C'est loin d'être le cas dans les déficiences intellectuelles. Cette association « handicap et psychique » reprend à l'origine comme pathologies:

- Les psychoses décompensées et particulièrement les schizophrénies ;
- Les troubles dépressifs graves associés à des états maniaques dans les maladies bipolaires ou à des troubles anxieux majeurs dans le cadre de personnalités dysfonctionnelles comme les états-limites ;
- Les troubles qu'on disait névrotiques graves comme les troubles obsessionnels envahissants, les phobies invalidantes, voire les

---

[57] Même si le caractère sociologique de la CIF de l'OMS est indéniable, la classification reste centrée sur la dichotomie : les *normaux* et les autres.

[58] Il fut une époque où les mots « handicap mental » avaient le sens de folie, mais on ne savait pas toujours si on parlait d'une personne avec une maladie mentale (et laquelle ?) ou d'une personne porteuse d'une déficience intellectuelle.

[59] L'Union nationale de familles et amis de personnes malades et/ou handicapées psychiques, créée en France en 1963.

conversions hystériques et les troubles hypocondriaques en particulier post-traumatiques.

Ces derniers troubles sont souvent liés à des traumatismes : violences physiques ou sexuelles durant l'enfance ou l'adolescence, agressions physiques ou psychiques, accidents de travail ou de la circulation, deuils particulièrement difficiles, violences dues aux guerres, etc.

S'y ajoutent dans les nomenclatures :

- L'autisme et les syndromes autistiques. Il s'agit d'une pathologie congénitale qui se traduit dès la toute petite enfance par des troubles de la communication, des relations, des conduites particulières et une extrême sensibilité à toute variation de l'environnement.
- D'autres situations pathologiques peuvent entraîner un handicap psychique : les syndromes frontaux, conséquences de traumatismes crâniens ou de lésions cérébrales, les démences liées à une maladie ou à une cause toxique, ou encore les maladies neuro-dégénératives.
- On retrouve encore des catégories disparates comme l'alcoolisme, les toxicomanies et autres assuétudes, les psychopathies et autres démences.

Ces troubles sont rarement du ressort du psychiatre, mais plutôt de celui du neurologue, surtout depuis qu'on a montré l'origine génétique de l'autisme et qu'on a précisé la notion de « déficiences neuropsychologiques » dans les atteintes cérébrales. Cela n'empêche évidemment pas ces personnes de présenter, en sus, des troubles psychiatriques. Bref, on voit une nouvelle fois à quel point les concepts et les catégories sont mélangés, prêtant non seulement à confusion, mais surtout à des critiques justifiées.

L'UNAFAM précise encore que « la déficience psychique affecte le malade dans les domaines suivants : troubles de la volonté, troubles de la pensée, troubles de la perception, troubles de la communication et du langage, troubles du comportement, troubles de l'humeur, troubles de la conscience et de la vigilance intellectuelle, troubles de la vie émotionnelle et affective ». Bref, elle concernerait tous les domaines de la vie.

De quoi parle-t-on ? S'agit-il de troubles de l'adaptation, de troubles de la personnalité, de psychose ? Dans la psychose, on retrouve essentiellement 2 caractéristiques : ils sont variables dans le temps et le malade ne se rend pas compte qu'il est malade. Ainsi, se développe une série de conséquences : une incapacité, peu ou prou, de prendre soin de soi, de trouver et garder un logement décent, d'avoir une vie sociale et des loisirs, de s'engager dans une formation ou de conserver un travail. Il paraît cependant aussi évident que ces éléments peuvent s'amender, spontanément ou grâce à une médication ajustée ou encore à cause d'un changement de cadre de vie.

Un autre groupement belge, Similes[60], évoque aussi les troubles psychiques puis, dans le même propos, les premiers signes de troubles mentaux. Nous voici à nouveau devant des expressions différentes supposées exprimer la même chose. Ou bien ces organismes parlent-ils de choses différentes ? La déficience psychique nous oriente d'emblée vers une analogie avec les concepts de l'OMS du handicap. Ce sont l'aspect invalidant et l'effet social de la maladie qu'on met ici en relief. La notion de « troubles psychiques » est plus large. On ne parle plus de maladie, mais de troubles. De quels troubles s'agit-il ? J'ai un ami qui est d'habitude d'humeur joviale. Parfois, il a des accès de tristesse, sans répercussions sur la vie familiale ou professionnelle. Est-il atteint d'un trouble ? On peut affirmer que oui et on pourrait l'engager à consulter un psychiatre et conseiller à sa femme de s'inscrire dans un groupe d'entraide. Quelles sont les limites entre troubles et maladies ? L'organisme Similes insiste sur les premiers signes des « troubles mentaux ». Là, clairement, on revient à une ancienne notion, celle de maladie mentale, de celle qui atteint le mental, c'est-à-dire à la fois l'esprit (dans le sens de l'âme) et l'intelligence. Un peu plus loin, dans la définition du trouble mental, on retrouve cette notion associée à un trouble comportemental. On peut imaginer que les auteurs ont voulu accentuer l'idée que le dérangement de l'esprit, donc de l'âme et de la raison, a des répercussions sur les conduites.

Ainsi, ces nuances aux termes imprécis et même vagues sont-elles influencées par la pensée socio-médicale du moment et des lieux et réciproquement l'influencent-elles. Comment dès lors appeler ces personnes qui présentent des conduites inhabituelles : des fous, des malades mentaux, des handicapés psychiques, des troublés de l'esprit ? La question reste entière. Nous verrons ultérieurement que les neurosciences ont choisi d'éviter cette approche philosophique et sémantique pour analyser les maladies selon des principes scientifiques.

Folie et expression personnelle

La folie, c'est d'abord l'extravagance avant d'être transgression, l'extravagance d'oser ce qui est différent ou d'exprimer les choses autrement, transgression aussi car la folie permet tout. La déesse Folie dans le livre fameux d'Erasme[61] fait son propre éloge, un éloge qui devient vite satire. La satire s'y élargit et dépasse l'époque de son auteur pour concerner la société humaine en général.

---

[60] SIMILES : Familles et amis de personnes atteintes de troubles psychiques. (www.similes.org)

[61] *Eloge de la folie*, livre paru en 1511.

La folie devient encore expression de la souffrance, celle de ne pas être pareil que tout le monde, celle d'être rejeté, haï, craint ou encore celle de la solitude. Car le fou est très souvent seul, soit parce qu'il ne respecte pas ou plus les règles de la vie sociale, soit parce qu'on l'en a exclu.

Nous passons tous par des périodes de mal-être. Et c'est normal ! La tristesse peut être la conséquence attendue d'un deuil ; l'angoisse avant un examen est logique et nous pousse d'ailleurs à réviser. Une colère en face d'une agression, une tristesse dans l'injustice nous poussent tout simplement à vivre, colorent nos réactions adaptatives, les nuancent et permet un partage entre humains. Nous pouvons même délirer après une anesthésie ou une forte fièvre. S'ils sont désagréables, ces symptômes constituent des réactions normales de notre organisme face à des situations inhabituelles et vécues comme potentiellement dangereuses. Ces symptômes sortent du cadre normal, soit quand ils apparaissent dans des situations parfaitement banales, soit lorsqu'ils se prolongent dans le temps. La souffrance perdure, l'angoisse s'éternise et l'appel à l'aide est immédiat.

Ce n'est pas que cela. Les fous et les artistes ont souvent été mélangés, voire confondus. « Il n'y a pas de génie sans un grain de folie », disait encore Aristote. D'Antonin Artaud à Camille Claudel, de Van Gogh à Dali, les troubles psychiques et le souffle de la création ont longtemps semblé aller de pair. Une étude démontre qu'il existe effectivement des liens entre les deux. Ainsi Kyaga et ses collaborateurs paraissent avoir trouvé un lien partiel dans une vaste étude en Suède.[62] Cette étude très importante concerne un échantillon de 1.173.763 patients. Les objectifs de cette étude étaient de vérifier si la créativité est associée à tous les troubles psychiatriques ou restreinte à ceux qui ont des caractéristiques psychotiques. Une étude comparative a été menée dans une population tout-venant. Les diagnostics de l'étude incluaient la schizophrénie, le trouble schizo-affectif, le trouble bipolaire, la dépression unipolaire, les troubles anxieux, l'abus d'alcool, la toxicomanie, l'autisme, le TDAH, l'anorexie mentale, et le suicide. Les professions créatives ont été définies comme des professions scientifiques et artistiques. Les données ont été analysées par régression logistique conditionnelle. A l'exception des personnes souffrant d'un trouble bipolaire, les personnes ayant une profession créative ne sont pas plus susceptibles de souffrir de troubles psychiatriques que le groupe témoin. Cependant, être spécifiquement écrivain serait associé à une probabilité accrue de souffrir de schizophrénie, de trouble bipolaire, de dépression unipolaire, de troubles anxieux, de toxicomanie et d'envie suicidaire. En outre, les auteurs ont

---

[62] Kyaga S., Landen M. & al. (2013), *Mental illness, suicide and creativity: 40-year prospective total population study.* J. Psychiatr. Res. 47(1):83-90.

trouvé une association positive entre professionnels créatifs non malades et leurs parents au premier degré qui eux sont atteints de schizophrénie, de trouble bipolaire ou d'anorexie mentale. On va dans le même sens pour les frères et sœurs des patients atteints d'autisme.

On retrouve la même folie créatrice dans l'art brut. Lorsqu'on découvre ces travaux, ces œuvres surgies d'une absence totale d'inhibition, on s'interroge rapidement sur ce qui, chez les créateurs, leur a fait baisser la garde à ce point : folie, transe médiumnique, obsession décorative, délire théologique, ferme ennui d'une vie de reclus, souffrance tout simplement ? A quels manques, à quels dieux s'adressent ces dessins, ces poteries, ces peintures sombres, ces figures décharnées, ces masques incertains ? Toute forme d'art brut ne compose-t-elle pas une ethnographie en soi ?

Dans le même sens, la fête des fous à Sainte-Walburge, dans la périphérie liégeoise en Belgique, renaît depuis 40 ans d'une tradition moyenâgeuse. Victor Hugo l'avait mise en exergue dans « Notre-Dame de Paris ». Au XVe siècle, cette fête essentiellement païenne, mais issue du clergé s'était étendue à toute la population. Le petit clergé, travesti, se livrait à quelques débauches et élisait même parmi eux des Evêques voire un Pape. On y buvait, on y dansait, on y donnait des spectacles de mime, de magie, des tours, des momeries de théâtre, on y faisait des farces. Les dés roulaient dans les églises ; les prêtres déguisés marchaient le long des ruelles ; des jongleurs, des acrobates, des voyous de tout poil prenaient possession de la rue. Paillarde, exubérante, bruyante, subversive, cette fête dérivait d'une ancienne fête romaine dédiée à Saturne, le dieu de l'agriculture. Pendant les saturnales, trois jours de fête durant l'hiver, les tribunaux et les écoles étaient fermés et les esclaves étaient les égaux de leurs maîtres.[63]

Nous ne pouvons ici passer sous silence le surréalisme qui est un mouvement artistique apparu en France au lendemain de la Première Guerre mondiale (dès 1919 la revue Littérature, en 1924, Le manifeste du surréalisme de Breton). Il oppose à l'ordre et aux conventions un esprit de libération et développe la puissance créatrice issue du rêve, du désir et de l'instinct. La folie est souvent abordée dans ce mouvement, littérature, mais aussi en poésie ou en peinture.[64] Dans ce contexte, qui se réclame de la folie en littérature ou en art fait montre de provocation subversive. Y dominent un esprit de révolte, la provocation, une idée de liberté et, finalement, une quête d'idéal. Pour exploiter l'inconscient de la jeune psychanalyse, les surréalistes ont recours à l'écriture automatique qui évite le raisonnement, la

[63] http://fr.wikipedia.org/wiki/Fête_des_Fous
[64] Cape A. (2011), *Les Frontières du délire : écrivains et fous au temps des avant-gardes*. Paris : Honoré Champion.

réflexion et qui suppose qu'on écrive ce qui vient à l'esprit par association d'idées et de sons. Ils retranscrivent par écrit leurs rêves et leurs paroles pendant le sommeil. Ils soulignent l'intérêt de ce qui deviendra l'art brut. Pinel s'y était déjà intéressé au XIXe siècle. Auguste-Armand Marie, alors qu'il dirige l'asile de Villejuif au tout début du XXe siècle, décide de collectionner des documents réalisés par des patients. Il en accumule 5.000. Sans insister sur le caractère nouveau et éventuellement génial des créations de certains fous, on peut en tout cas affirmer l'originalité absolue de leur conception de leur réalité. Art brut, art hors normes, art des exclus : quelques formules pour parler de ces créations impulsives et hallucinatoires qui ne se rattachent à aucun mouvement de l'histoire de l'art. Art des fous ? Certainement pas. Selon Lucienne Peiry, qui dirige aujourd'hui la collection de l'Art brut, installée depuis 1976 à Lausanne, « l'art, par définition, suppose une déconnexion de la réalité, un enfièvrement de l'imagination, un état délitant, l'exaltation de la folie créatrice. Il est totalement erroné, néanmoins, de considérer que l'art brut c'est l'art des fous. Les auteurs d'art brut ont pour points communs la marginalité, la dissidence et le caractère hautement inventif et insurrectionnel de leurs œuvres. »[65] Cette forme d'art a été prolongée en « art différencié, en permettant la mise en avant des créations des personnes avec déficiences physiques et/ou intellectuelles.

Folie et expression sociale

Effectivement, la folie a toujours eu une connotation sociale. Le fou a été souvent emprisonné dans des léproseries, des hospices, des hôpitaux, mais il a aussi et surtout été dans la rue.

« ... Il conviendra de se demander si toute collectivité n'a pas besoin de fous, de déviants, de délinquants pour y inscrire sa négativité. Les victimes sacrificielles, les rôles maudits ne sont-ils pas nécessaires pour qu'une ligne de partage puisse séparer la raison et la déraison, le permis et le défendu, le convenable et l'indécent, entre ce qui rassure et ce qui menace ? »[66]

L'expression de la folie n'est pas partout la même. Dans nos sociétés, la dépression exprime surtout un sentiment de tristesse. Au Nigéria ou au Salvador, elle devient une brûlure dans la tête ; en Chine, un mal physique. Au Japon, le terme dépression traduit plutôt un état gravissime et rare s'apparentant plus à notre schizophrénie. Les sociétés pharmaceutiques ne pouvaient donc y vendre d'antidépresseurs. On a alors modifié le mot et

---

[65] Voir le site de cette spécialiste : http://www.notesartbrut.ch

[66] Jaccard R. (1979), *La folie.* Paris : PUF (Que sais-je ?).

appelé la dépression le « rhume de l'âme ». En diffusant ce concept, ces sociétés pharmaceutiques ont pu vendre leurs médicaments.[67]

L'expression de la folie n'est pas toujours la même. La réponse à la folie au Moyen Age et de nos jours est-elle si différente ? Sans famille, errant sur les chemins, le fou était banni ou enfermé. Avec une famille, il restait en son sein, dans un monde essentiellement rural, parfois dans une cabane à la périphérie, parfois occupé à de menus travaux. Une troisième catégorie de fous, dont la famille avait quelques biens, était prise en charge dans des abbayes, surtout cisterciennes. Le fou du Roi était un bouffon et sa position était enviable et influente. Il pouvait se permettre de dire des choses inacceptables pour d'autres. Dans les farces et les soties, le personnage du fou ou du niais ou du sot était parmi les premiers rôles. Il prend une place prépondérante comme détenteur d'une vérité et, surtout, il se permet de la dire. Il sert d'exutoire aux classes populaires et soumises en exprimant pour elles leurs misères et surtout en se moquant des puissants.

Ainsi, dans nos pays dès le XIXe siècle, dans les pays pauvres encore actuellement, le fou est toléré, accepté, utilisé, employé, même en cas de problème de comportement. C'est seulement s'il est agité, dangereux ou incapable de subvenir à ses besoins de base qu'il est mis à l'asile ou qu'il est hospitalisé. A partir de la Révolution française, il est bien plus systématiquement parqué à l'hôpital qu'on appelait d'ailleurs « Maison de sûreté ».[68]

Les travailleurs sociaux, mais aussi le médecin généraliste, les éducateurs, voire la police, interpellent de plus en plus les professionnels de la santé mentale pour intervenir dans des situations dans lesquelles la souffrance est diffuse, n'est pas identifiée comme telle par le patient qui n'a pas de demande ou, en tout cas, qui ne sait pas la formuler. Inversement, des personnes qui ne présentent pas une pathologie recherchent elles-mêmes de l'aide chez un psychologue ou un psychiatre pour des souffrances ordinaires, habituellement surmontables sans aide. Par ailleurs, des souffrances psychiatriques aboutissent dans les services sociaux. Enfin, psys et travailleurs sociaux sont de plus en plus confrontés à des situations graves de désaffiliation, de rupture des étayages sociaux et culturels, de défaut d'appartenance, avec une symptomatologie qui n'est pas seulement psychiatrique.

En Suisse, jusqu'aux années 1980, des milliers de jeunes gens étaient jetés en prison puis placés dans des familles d'accueil ou en maison de redressement, et même stérilisés de force. Ces mères célibataires, ces

---

67 http://www.questionsante.be/outils/profit_maladie.html
68 Claude Quétel (2010), *Histoire de la folie de l'Antiquité à nos jours*. Paris : Tallandier.

indigents, alcooliques, prostituées ou déficients intellectuels étaient considérés comme dangereux pour l'ordre public[69]. Le premier rôle de l'Etat est bien sûr de protéger la société de tous les éléments susceptibles de perturber son fonctionnement normal. La vision de la société peut être comparée à celle d'une machine au bon fonctionnement de laquelle chaque citoyen, raisonnable, contribue par son travail et sa civilité. Dans cette société, le fou constitue le grain de sable qui vient enrayer l'engrenage. La médicalisation de la folie ne signifie pas la simple confiscation de la folie par le monde médical. Elle implique de redéfinir, à travers l'institution médicale, un nouveau statut juridique, social et civil du fou. L'élément déterminant qui conditionne ce statut est le placement dans un établissement spécialisé. Il reste donc au législateur, bras droit d'un Etat préoccupé par la sécurité publique, à régler la collocation (appelée maintenant mise en observation) du fou.[70] Cette notion explique bien sûr l'assimilation à un problème de santé mentale des toxicomanies et autres psychopathies.

La frontière est bien ténue entre traitement médical et tentative de normalisation des déviants et marginaux. Cette médicalisation se traduit ensuite, dans les décennies 1950-1970, par l'augmentation et la diversification des moyens matériels, institutionnels et humains accordées par l'Etat à la prise en charge des malades mentaux. La maladie mentale a été intégrée au système des soins de santé (intervention de l'INAMI, – et non plus de l'assistance publique ou aide sociale). On a pris en compte la temporalité de la maladie (chronique/aiguë) dans l'orientation des patients vers les différentes options de traitement et d'accueil, ce qui pourrait signer la fin progressive du fonctionnement asilaire. On a professionnalisé le personnel d'encadrement. Des services de santé mentale (anciens services d'hygiène mentale) organisent d'ailleurs depuis 1975 des soins ambulatoires, susceptibles d'être une alternative à l'hospitalisation.

Cette sortie progressive du système asilaire a été appelée le courant de désinstitutionnalisation. Autrement dit : on ne va plus institutionnaliser les malades mentaux, les confiner dans les institutions psychiatriques, mais essayer de les (ré)insérer dans la vie sociale. Cette évolution s'inscrit largement dans le fil d'un courant de pensée des années 1960, dont les principaux promoteurs sont des médecins, mais que l'on a pourtant nommé l'antipsychiatrie, en raison de ses remises en question souvent radicales de l'univers psychiatrique. Ce thème a été évoqué *supra*.

---

[69] Rosso R. *Suisse : le scandale des enfants parias*, L'Express, 22 juillet 2013 : http://www.lexpress.fr/actualite/monde/europe/suisse-le-scandale-des-enfants-parias_1265422.html#rSA7FYFO5CJx2uaQ.99

[70] http://www.questionsante.be/outils/Folie.pdf

C'est bien de normes sociales dont il s'agit. Où se situent-elles ? Le fou est le négatif de l'homme normal et adapté, c'est-à-dire sain, avec une famille, subvenant à ses besoins, capable de travailler, de participer à l'effort citoyen. L'asile constituait la réponse sociale à une nécessité de protection et de mise en exergue de ce contraste. La désinstitutionnalisation a fait souffler un vent de liberté sur la psychiatrie, mais au prix de deux écueils. D'une part, il existe un risque d'abandon à elles-mêmes de ces personnes « exclues » de l'hôpital, surtout si les moyens autrefois consacrés au fonctionnement de l'asile ne sont pas judicieusement transférés. D'autre part, les fous ne sont plus enfermés, mais on leur demande de se rapprocher le plus possible de la norme. Si une aide leur est apportée, reste le souci constant de le rendre normal. Le fou peut rester en liberté à condition qu'il ne dérange pas, qu'il ne coûte pas trop cher et qu'il fasse ce qu'on lui demande. On va demander au fou, irresponsable auparavant, de devenir responsable de sa propre vie, de se construire un projet de vie qui tienne la route !

Notre société demande à toute personne de jouer un rôle social défini, à tout citoyen de produire, de consommer. Dans ces conditions, le fou ne peut avoir un tel rôle. Sa seule identité sociale est très souvent son étiquette de malade. Le malade mental est en général un citoyen qui produit et consomme peu, sauf les services sociaux et médicaux. Etre déviant, il reste probablement pour longtemps encore un contestataire des valeurs établies.

Folie maladie

La folie reste un phénomène complexe. *In fine*, s'agit-il d'un concept ou d'une réalité ? Le fou est-il vraiment fou ou est-il l'expression particulière d'une diversité de la vie ? Comment délimiter le normal du pathologique ?

Chacun attend une réponse immédiate à sa souffrance, confondant souvent celle-ci avec stress ou réactivité émotionnelle. Les troubles mentaux, édulcorants de la folie, entraînent des symptômes dont s'aperçoivent surtout ceux qui en souffrent ou leurs proches. On observe :
- des signes physiques ;
- des signes émotionnels ;
- des signes cognitifs ;
- des comportementaux singuliers ;
- des troubles de la perception.

Les signes précoces spécifiques varient en fonction du trouble. Les personnes présentant un ou plusieurs des symptômes énumérés ci-dessus devraient aller consulter un professionnel s'ils persistent, provoquent des souffrances importantes ou interfèrent avec les tâches de la vie quotidienne.

La dépression, la toxicomanie, la schizophrénie, le retard mental, l'autisme et la démence sont des exemples des troubles mentaux classiquement décrits. Ils peuvent se produire chez l'homme ou la femme de n'importe quel âge et dans n'importe quel groupe social ou ethnique. Bien qu'on ne connaisse pas parfaitement les causes de nombreux troubles mentaux, on pense qu'ils sont influencés par une association de facteurs biologiques, psychologiques et sociaux : événements stressants, contexte familial difficile, pathologies cérébrales, hérédité, problèmes génétiques ou médicaux.

Voici le problème posé. La folie est devenue compliquée et ses facettes se sont multipliées. Il n'est plus seulement extravagant, créatif, marginal, dangereux, il est devenu un malade. Maladie signifie effectivement souffrance physique et morale. Mais tous ces signes font cependant partie d'un même lot, celui du délire et de la confusion. Le délire et la confusion nous paraissent caractériser la folie dans son essence.

La confusion consiste dans une désorientation spatiale et temporelle, les éléments se télescopant pour former un tout incohérent. Malgré une intelligence conservée, il y a impossibilité de réaliser des opérations mentales complexes. C'est un état pathologique dans lequel les pensées du sujet sont brouillées, désordonnées. On observe une désorientation dans l'espace et le temps, une obnubilation, des troubles de la mémoire. Le malade ne reconnaît plus ses proches, ne sait pas où il se trouve et présente un air égaré.

Le délire consiste dans une production et une expression d'idées personnelles vécues comme vraies alors que l'entourage, immédiat ou non, les décrit comme fausses. Le délire signifie « sortir du sillon », celui de la normalité, c'est-à-dire des normes, c'est-à-dire encore de la moyenne. La tolérance sociale et biomédicale s'inscrit depuis longtemps dans ces normes. Par exemple, en Belgique, la taille moyenne adulte actuelle est de 1,79 mètre pour l'homme et de 1,66 mètre pour la femme. Si vous faites moins d'1,66 mètre pour un homme ou d'1,55 mètre pour une femme, vous êtes considéré(e) comme anormalement petit(e) par le corps médical (- 2 sigma). Mais, pour compliquer les choses, le vécu de petite taille peut être présent alors que vous êtes dans la norme ! La folie paraît échapper à ces règles. Il y a autant de folies que de fous. Chaque psy a ses accointances avec tel type de maladie. Chaque famille, chaque quartier, chaque village a un degré propre de tolérance à l'égard des conduites déviantes. Dès lors, si on ne sait de quel sillon il s'agit, et comment dire quand on en est sorti ?

Le délire avec la confusion nous paraissent ainsi constituer une piste, ancienne certes, mais peut-être utile. Ces termes définissent et décrivent des réalités bien différentes, selon les psychiatres, mais aussi leur nationalité.[71] Dans un premier commentaire, dans cet ouvrage, un psychiatre écrit : « Si j'ai bien compris, pour certains, presque tout est délire et pour d'autres, il n'y a plus de délire, mais uniquement la schizophrénie… » (p. 22). Ensuite, diverses tentatives de catégorisation sont exposées, tant au niveau des thèmes, que des mécanismes ou que de la structure. Si le délire n'a de sens que pour le malade, il provoque une expansion de sa personnalité (valorisation, richesse, puissance, etc.), ou une rétraction (malheur, menace, danger, etc.). Le délire prend des formes multiples, tout en suivant quelques chemins similaires : les illusions (perception d'une réalité déformée), les hallucinations (perceptions fausses) et l'interprétation (au départ d'une idée vraie, montage d'un scénario plausible, mais faux). Si le caractère de ces délires est similaire selon les époques, leur application varie en fonction du contexte et d'éléments de la réalité. Par exemple, pour le paranoïaque, le délire ne concerne plus l'empoisonnée, mais les ondes néfastes envoyées de chez le voisin. La CIA peut entrer en scène au même titre que des satellites, ce dont ne parlaient évidemment pas les anciens patients. Derrière ces délires déraisonnables, derrière cette incapacité à se rendre compte de leur fausseté, se cache très probablement du sens, même si nous ne le percevons pas. Le confus ne se rend compte de rien puisque son état l'amène à papillonner dans la réalité, à ne s'accrocher à rien de construit. Les informations se croisent et s'entrechoquent, mais ne s'élaborent pas. Dans les délires et leur application hallucinatoire, ces informations s'organisent, prennent du sens, servent d'explications, justifient des croyances. Seul contre tous, le délirant est seul avec son anxiété qui se transforme vite en angoisse. Son imagination, au lieu de rester brève et *supportive,* devient envahissante et destructrice. Elle devient réalité. Le malade s'y réfugie, peut-être pour fuir sa réalité. Mais sa création, comme une créature, le rattrape et l'emprisonne. Il se met à fuir son entourage pour revenir à sa réalité qu'il espère rassurante. Espoir le plus souvent vain :

> « *Je me souviens fort bien du jour où cela m'arriva. J'étais allée me promener seule comme je le faisais parfois. Tout à coup, un chant en allemand se fit entendre de l'école devant laquelle je passais justement. C'étaient des enfants qui avaient leur leçon de chant. Je m'arrêtai pour*

[71] *Les délirants*, ouvrage collectif de l'hôpital La Tour à Digne, (1972), Paris : Editions du Scarabée.

> *écouter, et c'est à ce moment qu'un sentiment bizarre se fit jour en moi, sentiment difficile à analyser, mais qui ressemblait à tous ceux que j'éprouvai plus tard : l'irréalité. Il me semblait que je ne reconnaissais plus l'école, elle était devenue grande comme une caserne, et tous les enfants qui chantaient me paraissaient être des prisonniers obligés de chanter. C'est comme si l'école et le chant des enfants étaient séparés du reste du monde. A ce même instant, mes yeux perçurent un champ de blé dont je ne voyais pas les limites. Et cette immensité jaune, éclatante sous le soleil, liée au chant des enfants prisonniers dans l'école caserne en pierre lisse me donna une telle angoisse que je me mis à sangloter.* »[72]

Ces descriptions des dimensions de la folie restent phénoménologiques et nous savons que la réalité de la folie comme maladie ou état ou réaction est bien plus complexe que cela. Cependant et contrairement à ce que l'on pourrait croire, cette petite histoire de la folie et de ses dimensions n'est ni linéaire ni progressive. Elle est tourmentée, compliquée, constituée de différentes strates instables. Sous l'apparence de passage à des ères nouvelles, d'anciennes conceptions et pratiques se sont perpétuées de manière subreptices masquées de modernité.

[72] Sechehaye M.A. (1950), *Journal d'une schizophrène.* Paris : PUF.

CONCLUSION DE LA PREMIERE PARTIE

La folie n'est pas facile à appréhender. Elle s'enfuit là où nous paraissons l'appréhender et se transforme en de multiples apparences. Nous avons centré notre propos sur 2 mécanismes qui distinguent la folie « pure » d'autres aspects de la santé mentale : la confusion et le délire. Ils nous paraissent décrire tous les cas de folie, le reste n'étant qu'une affaire de décors, de circonstances, d'époques. Nous avons insisté sur les aspects sociaux de la folie, car elle n'existe que parce qu'il y a des non-fous, et parce que certaines personnes en fixent les normes. Si la non-folie est associée au travail et à l'exercice de la citoyenneté, on peut estimer que le nombre de fous pourrait avoir considérablement augmenté ces dernières décennies. Ce n'est évidemment pas le cas. Mais, ces considérations traversent les siècles et les circonstances. Les conditions de vie d'une très large majorité de la population étaient bien plus difficiles dans les siècles passés et les plus faibles ont pris la voie de la marginalité ou celle de la maladie. On peut dire que cela reste vrai à notre époque.

Tout au long de cette première partie, nous avons vu que ce concept de folie, rendu à sa première acception de déraison, avait un contenu flou, évoluant au gré des siècles et des circonstances. Il reste largement indéterminé dans sa définition dans la mesure où il désigne un espace de non-droit plutôt qu'un état. La folie, c'est d'abord une disqualification, un discrédit, une incapacité, une série de stigmates. C'est pour cela que la folie est autant excès, délire ou mensonge. Elle n'a pas de fonction distincte simple, mais plutôt une fonction de distinction par rapport à son contraire : la raison définie au fil des siècles. L'homme raisonnable se distingue donc du fou parce qu'il ne commet aucune extravagance à l'encontre du système dans lequel il est immergé. La folie joue le rôle de *no man's land*, de zone interdite, de lieu maléfique où il ne faut pas s'égarer. Il s'agit là d'une stratégie qui divise, qui dichotomise, comme l'esprit humain le fait volontiers : il y a le blanc et le noir, Dieu et le Diable, le bien et le mal. Il y a donc également la raison et la folie. L'un exclut habituellement l'autre. On ne peut être bon dans certains aspects et mauvais dans d'autres. Dieu est parfait, mais c'est oublier l'inceste d'Eve, les tables de la loi, etc. Le bien ne peut générer le mal et réciproquement. C'est aussi oublier que, dans les Favelas, les narcotrafiquants contrôlent une population dont ils ont assaini l'habitat. Les exemples sont très nombreux où les deux aspects opposés d'un même tout produisent des effets multiples, tantôt favorables, tantôt défavorables. Mais tous vont dans le même sens : une meilleure adaptation de l'homme à son environnement, avec ses ratés et ses succès, dans un mouvement d'essais et erreurs.

Si la folie n'existe que pour désigner la raison, ou plutôt la non-folie, c'est probablement qu'elle n'existe que par rapport à la définition de la seconde. La folie repose sur la répétition, l'inadaptation, le délire, la confusion, l'opposition, l'insignifiant. La folie n'a pas d'histoire, de continuité et elle ne progresse pas. Elle est donc inutile, contrairement à la raison qui nous pousse en avant, à construire, à faire durer, à progresser, à produire tout simplement. Le fou ne produit que lui-même. Ainsi, la folie s'oppose à l'histoire et notamment celle du progrès et de l'adaptation. Elle s'oppose à la raison, au sens commun donné aux événements et aux perceptions. Elle s'oppose enfin à la participation sociale, à la production.

Ce concept, s'il reste flou à jamais, ne fait finalement que décrire ce qui est raisonnable, en sachant que ce qui est raisonnable pour les uns ne l'est pas pour les autres.

Prenons l'exemple de la petite fille qui entre dans le monde magique de la dînette. Elle s'y croit et donne le biberon à son bébé-poupée comme s'il était vivant. Est-elle folle ? Prenons celui du villageois sénégalais qui va trouver le marabout pour un exorcisme. Est-il fou ? Ce chercheur qui passe sa vie à chercher est-il fou ? Ces capitaines d'industrie qui exploitent les gisements de bitume au détriment de l'écologie locale sont-ils fous ? Ceux qui nous gouvernent sont-ils des surhumains, exempts de défauts ou sont-ils fous ?

Avec les siècles, la folie est devenue une maladie plus qu'une déraison. Elle est devenue la chasse gardée des psychiatres et des psys en général. Son rôle social passé était essentiel, dans son accointance avec la prostitution, la mendicité, le vol, les étrangers. Elle donnait l'occasion d'assurer le sentiment de sécurité aux populations raisonnables majoritaires en les maintenant à l'écart. En effet, un fou en public, dans un champ ou dans une rue, empêche le citoyen ordinaire de vaquer à ses occupations. Il l'empêche de produire des biens matériels ou immatériels, de labourer ou de retourner chez soi.

« Dans la société contractuelle que met en place la Révolution française, le fou fait tache. Déraisonnable, il n'est pas sujet du droit ; irresponsable, il ne peut être objet de sanctions ; incapable de travailler ou de servir, il n'entre pas dans le circuit réglé des échanges.[73] »

---

[73] Castel R. (1976), *L'ordre psychiatrique. L'âge d'or de l'aliénisme.* Paris : Editions de Minuit.

PARTIE II : LA SANTE MENTALE

PETITE HISTOIRE DE LA SANTE

LA SANTE, UN CONCEPT MULTIPLE

Nous savons tous ce que la santé représente et cependant, peu d'entre nous seraient capables de la définir. Souvent, on ne prend en compte que la santé du corps, celle qu'on imagine quand il se tait, quand les souffrances ne sont pas perçues. C'est évidemment oublier que ce silence n'est absolument pas signe de santé. Par exemple, un cancer se développe de nombreuses années avant de s'exprimer par des souffrances ou des déséquilibres.

Attesté depuis le Xe siècle, le mot *santé* est issu du latin *sanitas*, qui désigne la santé du corps et de l'esprit, et dérive lui-même de *sanus*, sain. En grec la santé est *ugiès* (υγιης) : être sain et être raisonnable et *ugieia* (υγιεια) pour l'état d'un corps sain. En anglais, la santé, la bonne santé est traduite par *health*, qui vient du mot *hælþ*, signifiant l'ensemble, la globalité. Il est lui-même issu du mot nordiste *hal*, qui signifie de bonne structure.

On perçoit bien dans ces différentes origines sémantiques que le concept de santé se réfère à plusieurs sources :
- Etre en vie et par extension garder sa vie ;
- Etre raisonnable et on rejoint ici une dimension plus morale ;
- Approcher de l'être global d'une manière intégrée comme dans les philosophies orientales ;
- Saluer.

Pour les biologistes, l'oxydation des cellules entraîne un vieillissement et une fin inéluctable, en passant par différentes altérations des organes. Pour le physicien et son entropie, il est inconcevable qu'une « machine » thermique survive à sa dépense d'énergie. Chaque discipline a son point de vue, mais toutes se rejoignent dans cette notion d'involution. La santé est alors devenue un concept dynamique, un système de lutte contre cette dégradation annoncée. Le principe est de retarder cette involution et de réduire ses inconvénients.

Après la religion, la médecine est probablement la seconde orientation de l'humanité pour lutter contre l'angoisse liée à la mort. La religion lui conserve son inéluctabilité, mais donne une suite à la vie. La médecine en recule les frontières. Les progrès dans la préservation de la vie concernent surtout l'enfance et a permis de passer de 30 ans d'espérance moyenne de vie au Moyen Age à 80 et plus actuellement. Au Moyen Age, chaque épidémie, chaque famine décimait les trois quarts de la population enfantine et un quart des enfants de moins d'un an mourrait.

La santé est un état qui résulte de l'évolution normale d'une personne tout au long de sa vie, de la naissance à la mort. C'est un état dynamique qui demande sa participation au moyen d'une sorte de conscience de son état et d'une volonté d'agir pour l'améliorer ou la maintenir. Point de soins sans douleur, ni d'amélioration de l'espérance de vie sans une conscience des interactions entre les différentes formes du vivant, entre le vivant et son environnement physique.[74]

La santé est bien une notion relative, souvent décrite comme l'absence de maladie. On est également en bonne santé si une maladie est contrôlée par un traitement. Dès le milieu du XXe siècle, des spécialistes du diabète ont ainsi parlé de *santé insulinienne*. Aujourd'hui, cet état de fait est même majoritaire dans les pays développés : il devient exceptionnel à partir d'un certain âge de ne pas avoir de troubles. La médecine permet cependant à chacun, quel que soit son âge, de vivre correctement voire bien, même en présence d'une maladie. Certaines maladies peuvent être longtemps asymptomatiques et des personnes qui se *sentent* en bonne santé peuvent ne pas l'être réellement. L'état de santé ressenti est d'ailleurs l'un des indicateurs d'état de santé. Il est publié tous les deux ans depuis 2002 dans les pays de l'OCDE. La tendance reste à la hausse. Elles sont bien entendu fonctions de l'âge, mais aussi des revenus.

	Pourcentage de la population tous âges confondus s'estimant en bonne ou très bonne santé
Belgique	2004 = 70,7 % 2012 = 72,2 %
France	2004 = 65,2 % 2012 = 65,9 %
Suisse	2009 = 79,4 % 2012 = 80 %
Canada	2003 = 87,1 % 2012 = 88,3 %
Luxembourg	2004 = 70,6 % 2012 = 72,5 %

Tableau N° 6 : Santé ressentie (subjective) dans 4 pays à 2 années de référence.[75]

[74] http://www.uquebec.ca/edusante/concepts_et_definitions.htm
[75] Pour plus de précisions notamment quant aux âges et sexes : http://stats.oecd.org/index.aspx?DataSetCode=HEALTH_STAT

Historiquement, et très rapidement, la santé fut ainsi associée à l'absence de maladie. Il y a eu la bonne et la mauvaise santé. Les systèmes curatifs ont connu ainsi une belle évolution, en fonction de l'état des connaissances, mais également en fonction du nombre de médecins. A l'origine, le quidam est devenu barbier et le barbier médecin. L'ancien métier de barbier-chirurgien remonte au Moyen Age, à une époque où la chirurgie était condamnée par l'Eglise. En 1163, lors du concile de Tours, l'Eglise décrète : *Ecclesia abhorret a sanguine* (L'Eglise a le sang en horreur). En 1215, le 4e concile du Latran va plus loin et interdit explicitement aux prêtres d'exercer la chirurgie. Cette interdiction de la pratique de la chirurgie par les médecins, la plupart membres du clergé à l'époque, conduit des professions comme les arracheurs de dents, les marchands forains ou les barbiers à réaliser des interventions de petite chirurgie. La chirurgie est ainsi reléguée à un rang inférieur pour de nombreuses années. De plus, les chirurgiens, ne dépendant pas de l'université, furent péjorativement considérés comme des manuels, des personnes incultes et à ce titre méprisés par les médecins religieux. Ils avaient pour tâche d'extirper les démons avant de le faire pour les humeurs. Il aura fallu des époques récentes pour voir le médecin devenir un notable.

Nous souhaitons souvent une bonne santé à nos proches et aux autres. La santé prend la place occupée par le salut. On demande « comment vas-tu ? » pour s'intéresser à la santé de son voisin. En Afrique de l'Ouest, cela peut prendre du temps :

- Salam Aleykoum
- Maleykoum Salam
- Comment ça va ?
- Ca va bien
- Comment vont ta femme, ta maman, ton papa, tes enfants ?
- Comment est la santé
- Comment vont les affaires (personnelles) ?
Au moment où on pense que les salutations sont terminées,
- Et alors sinon ça va ?
- Ca va, ça va bien, merci !

La médecine moderne permet de soulager les maladies bien mieux qu'auparavant, d'où cette tentation de croire qu'elle pourrait tout maîtriser, avec cette difficulté d'accepter les limites de notre corps, la maladie et la mort. Pourtant il reste des maladies incurables. Certains se tournent alors vers les médecines alternatives, ces médecines un peu mystérieuses qui ne sont en rien scientifiques, mais qui obtiennent parfois des résultats surprenants.[76] On s'est maintes fois interrogé sur ces pratiques, souvent le fait d'escrocs, parfois de véritables croyants qui y voient une réelle technique d'aide de leur prochain. Et cela marche, parfois. La suggestion en est bien sûr la source, mais aussi des témoignages orientés et des invocations habiles confondant cause et effet.

D'une façon générale, avec les années modernes, on quitte progressivement le problème de la santé, associée à la survie, pour aborder le domaine du non nécessaire à la vie : le bien-être. On quitte l'essentiel pour l'accessoire. Que ce soit en Europe, en Amérique du Nord ou au Japon, le marché du bien-être est l'un des secteurs économiques les plus florissants (+ 7 % en France en 2009). Malgré la crise économique, ce marché pourrait connaître une croissance exceptionnelle qui en ferait, dans les années à venir, un marché plus important encore que l'industrie ou la santé. La recherche du bien-être chez les consommateurs occidentaux est de plus en plus forte, l'homme y participant dorénavant. Il s'agit de bains, de produits cosmétiques, d'épilation, bref une nouvelle quête de Jouvence. La durée de vie augmente et la population vieillit. Bien vieillir et se sentir bien au quotidien sont des préoccupations de plus en plus importantes. Les personnes vieillissantes, en cherchant à conserver une jeunesse éternelle, sont en grande partie responsables de l'explosion de ce marché. Ce marché est poussé par l'échec de la société de consommation. Nous le savons désormais : ce n'est pas en consommant plus que nous serons plus heureux. Les désastres écologiques en sont un reflet. L'économie du bien-être est en fait poussée par ces prises de conscience qui détournent les consommateurs des biens matériels pour rechercher un meilleur bien-être intérieur. La baisse de consommation de l'industrie du luxe au Japon au profit des voyages et d'une recherche d'un enrichissement plus personnel en est le parfait exemple.

La santé résulte donc d'un équilibre précaire, chez chaque individu vivant, entre l'état et le fonctionnement de ses organes et des agents agresseurs ou non, internes ou externes. Dans les sociétés traditionnelles, la santé relève généralement plus du groupe que de l'individu. Elle est intriquée avec les croyances animistes et religieuses, et le rôle des guérisseurs locaux qui utilisent à la fois la pharmacopée locale, le toucher et des pratiques relevant de la magie, de la divination, ou de la psychologie. Dans les sociétés complexes, ce même phénomène existait dans les familles ou le quartier jusqu'à une époque récente. Chacun avait sa pharmacopée : du lard gras sur la gorge, des tisanes pour se calmer, un rebouteux pour réduire une entorse, etc. Progressivement, avec les progrès et la complexité de la médecine, dans le cadre de politique de santé pour tous, la santé est devenue « publique ».

---

[76] Voir la liste très longue dans : http://fr.wikipedia.org/wiki/Liste_des_médecines_non_conventionnelles

Elle désigne à la fois l'état sanitaire d'une population particulière via des indicateurs de santé et l'ensemble des moyens collectifs susceptibles de soigner, de promouvoir la santé et d'améliorer les conditions de vie en général.

L'organisation des soins est restée jusqu'au XIXe siècle très majoritairement dépendante d'initiatives privées et d'œuvres caritatives. Progressivement et depuis le Moyen Age, les magistrats dans les villes s'étaient mis à prendre des mesures de salubrité : interdiction de dépotoirs, de jeter ses déjections par la fenêtre, d'enterrer les morts dans les églises, obligation de sortir les immondices des lieux habités, etc. La maladie cesse progressivement d'être considérée comme une fatalité et le corps redevient un sujet de préoccupation. Ce mouvement concerne d'abord les élites, puis s'étend progressivement à l'ensemble de la société. La santé devient alors un droit que les états se doivent de garantir.

Le développement de l'industrialisation est un second facteur qui tend à expliquer le développement de la santé publique. Pour des raisons de productivité des ouvriers, on crée des dispensaires de médecine du travail. La pression syndicale organise des émeutes et exige un accès aux soins pour tous. Enfin, après les grandes guerres du XXe siècle, l'Etat-Providence naît et organise les soins. Dès 1924, la dimension mondiale de cette considération pour la santé de tous était déjà assurée par l'OMS, organisme mis en place après une terrible épidémie de grippe espagnole.

VERS UNE NOUVELLE DEFINITION DE LA SANTE

Avec l'ère scientifique moderne, la santé n'est plus seulement associée à l'absence de maladie et la société développe des stratégies d'assistance aux personnes malades ou faibles. Le curatif a pris le pas sur le préventif.[77] Par la suite, la santé est perçue comme un continuum s'échelonnant de la maladie et même de la mort jusqu'à une santé totale. Il est possible d'y évaluer des paramètres objectifs (quantifiables) aussi bien que subjectifs (perception de sa santé par la personne).

A l'heure actuelle, la notion même de soin classique est remise en question. Acceptée dans de nombreux pays, la Suisse ou les États-Unis, la téléconsultation est maintenant autorisée en France. L'objectif est de permettre à tous d'avoir accès à un diagnostic et cette nouvelle solution pourrait résoudre le problème du manque de médecins dans certaines régions. Les patients qui souhaiteraient avoir recours à cette expertise téléconsultative devront se connecter sur un site Internet médical spécialisé.

[77] Gilles Harvey, UQAM, Vers une définition de la Santé : http://www.uquebec.ca

Le télémédecin établira alors son diagnostic et expédiera au télépatient une téléordonnance. A une époque d'explosion des réseaux sociaux et des communications par le Net, des psys se sont également mis à informer, consulter et donner des conseils sous cette forme. D'ailleurs, depuis 1983, des robots assistent voire suppléent des chirurgiens

Ces nouvelles données font penser que les soins de demain seront autant virtuels que réels. Et l'humain dans tout cela, diront certains. Cette remarque oublie la pauvreté en temps et en qualité des contacts et relations avec certains médecins hospitaliers et même avec des soignants divers.

VERS UN NOUVEAU PARADIGME DE LA SANTE

Un nouveau paradigme de la santé a été abordé par M. Ferguson (1981)[78] et repris par F. Castillo (1988)[79]. Ce dernier définit le paradigme comme « un cadre de pensée, une espèce de structure intellectuelle permettant la compréhension et l'explication de certains aspects de la réalité ». Un changement de paradigme fait apparaître des principes qui ont toujours été présents, mais que nous n'avions pas reconnus. Un nouveau paradigme transforme le savoir traditionnel, fournit une nouvelle trame conceptuelle où l'on peut intégrer les observations les plus récentes en conciliant leurs contradictions apparentes. C'est bien de cela qu'il s'agit quand on aborde la définition traditionnelle de l'OMS. On évolue vers un concept intégrateur de la santé.

La santé selon les organismes officiels

En 1974, l'Organisation Mondiale de la Santé (OMS) propose une définition de la santé qui met l'accent sur la globalité et les qualités positives de la santé. C'est encore actuellement la définition officielle mondialement acceptée. Cette vision est loin de faire l'unanimité dans nos sociétés occidentales, santé mentale, santé sociale et santé physique restant des domaines bien séparés. Au Canada, très rapidement, cette intégration des soins a cependant pu émerger et faire florès.

En 1974, le Ministère de la Santé nationale et du Bien-être social du Canada publie sa position officielle en matière de santé publique dans un document intitulé « Nouvelle Perspective de la Santé des Canadiens »[80]. Dans cette

---

[78] Furguson F. (1981), *Les enfants du Verseau : pour un nouveau paradigme.* Paris : Calman-Levy,

[79] Castillo, F. (1987), *Le chemin des écoliers: l'éducation à la santé en milieu scolaire.* Bruxelles : De Boeck Université.

[80] http://www.phac-aspc.gc.ca/ph-sp/pdf/perspect-fra.pdf

brochure, nous retrouvons des éléments qui permettent de cibler les aspects importants du mode de vie des personnes, et de pouvoir éventuellement intervenir pour le corriger ou l'améliorer. Ces habitudes de vie, ainsi que d'autres facteurs indépendants de la personne, y sont traités dans une perspective globale. S'y trouvent inclus les déterminants relatifs à la biologie humaine, à l'environnement, aux habitudes de vie et à l'organisation des soins de santé. Cette conception globale de la santé est alors considérée comme : « un instrument d'analyse efficace des questions se rapportant à la santé. Elle permet en outre de déterminer les besoins de santé des Canadiens et d'adopter les mesures susceptibles de satisfaire ces besoins ». En plaçant à égalité biologie, habitudes, environnement et soins de santé, cette approche permet de se soustraire de la vision traditionnelle qui ne privilégie que les soins.

En 1984, le Conseil des affaires sociales et de la famille du Québec publie le rapport de son comité d'étude sur la promotion de la santé intitulé *Objectif Santé*. Ce rapport reprend quasi intégralement la vision globale du rapport « Nouvelle Perspective de la Santé des Canadiens » et la nomme « Approche Ecologique de la Santé ». Cette approche écologique se veut interactive et mise sur l'interrelation entre les différents déterminants de la santé, les problèmes de santé et le système de soins.

Approche écologique

Il s'agit ici d'intégrer différentes dimensions qui relient tout individu à son environnement, qu'il soit physique ou social. On y retrouve :

- Les aspects biologiques (âge, sexe, hérédité, physiologie, psychologie, défense immunitaire, etc.) ;
- Les aspects environnementaux (facteurs de stress, famille, milieu du travail, urbanisme, situation économique, pollution, etc.) ;
- Les habitudes de vie (tabac, drogue, alcool, alimentation, activité physique, etc.) ;
- Les systèmes de soins (incidence, gravité, conséquences financières, professionnelles, psychiques, etc.).

Un programme écologique inclut des actions visant plusieurs cibles (individus et différentes facettes de l'environnement) et ce, dans de nombreux sites d'intervention. Milieux et cibles constituent ainsi les dimensions-clés de l'intégration de l'approche écologique dans les programmes de promotion de la santé.

Les définitions de la santé sont donc multiples

Chacun peut également avoir sa propre définition de la santé en fonction de ses connaissances, de son expérience et de ses valeurs.

La santé est un état complet de bien-être physique, psychologique et social et non uniquement l'absence de maladie ou d'infirmité (OMS). Cette définition nous mène à une vision multidimensionnelle de la santé, telle que celle décrite par Jerrold Greenberg[81]. La santé comporte des dimensions physique, psychologique, émotionnelle, sociale et spirituelle. Ces dimensions sont intrinsèques à chaque personne. D'autres dimensions externes peuvent également être considérées, comme l'environnement et l'économie. On parle alors de santé environnementale et économique.

On voit bien que cette définition qui élargit le concept de santé évolue vers la notion de bien-être. Le Bien-être se veut une « intégration des fonctions de l'organisme humain orientée vers l'optimisation du plein potentiel dont la personne est capable. Elle exige que cette personne sache maintenir, dans son environnement, un certain équilibre et une direction réfléchie de ses actions ».[82] Bien-être et santé globale en sont les maîtres mots.

La Santé holistique, d'origine orientale, est considérée comme une façon de penser l'univers, la nature, la personne, les choses. Cette philosophie, comme mode de pensée, privilégie une vision globale du monde qui reconnaît et respecte les interactions entre tous les éléments qui composent l'univers et en constituent sa complexité. Dans la vision holistique de la santé, la personne se trouve considérée dans son ensemble et non dans ses parties prises isolément. Cet ensemble ne se retrouve pas uniquement dans la personne elle-même, mais encore dans sa relation avec son environnement physique et humain.

La Santé multidimensionnelle se réfère, quant à elle, à l'équilibre entre les différentes dimensions de la santé, un équilibre qui fait en sorte qu'une personne puisse se sentir bien, tout en assumant la responsabilité de son propre état de santé. Les différentes dimensions définies par Dintiman, Greenberg & Blake[83] sont, comme déjà évoqué, la santé sociale, mentale, émotionnelle, spirituelle et physique. D'autres dimensions ne font pas partie de la personne, mais de son interaction avec l'extérieur comme la santé

[81] Greenberg, J. S. (1985), *Health and wellness: A conceptual differenciation*. J. of School Health, 55 (10), 403-406.
[82] Dunn H. L. (1959), *What high-level wellness means*. Can. J. Public Health, 50(11): 447-457.
[83] Dintiman G.B., Greenberg J.S. & Blake P. (1986) *Health trough discovery*. New York: Random House.

économique et environnementale, évoquée plus haut. La santé sociale serait l'habileté à bien interagir avec les autres et avec son environnement et à avoir des relations interpersonnelles satisfaisantes. La santé mentale serait l'habileté à apprendre à se servir de ses capacités intellectuelles. La santé émotionnelle serait l'habileté à contrôler ses émotions et à les exprimer sans gêne et adéquatement. La santé spirituelle serait une croyance dans une certaine force unificatrice. Pour certains, cela concerne la nature et pour d'autres, la loi de la science et pour d'autres encore, une force divine (valeurs). Enfin, la santé physique permettrait de réaliser les tâches quotidiennes avec suffisamment d'énergie en réserve pour affronter les situations imprévues. Elle rejoint l'intégrité biologique de la personne et l'absence de douleur.

Normalité, stabilité et actualisation sont des concepts exprimant des façons différentes de concevoir la santé dans différents cadres. Cela nous renvoie à la notion de référence. Qu'est-ce qui est normal et qu'est-ce qui permet de dire que nous sommes en situation de maladie ?

La normalité

Dans le concept de normalité, on considère l'état de santé comme mesurable. C'est un concept statistique, qui fait référence à la courbe de normalité. La santé d'une personne y est considérée comme normale lorsqu'elle se situe dans la moyenne statistique d'une population. C'est le moyen utilisé en santé publique pour mesurer l'état de santé d'une population. Pour obtenir des indicateurs sur la normalité de la santé on doit passer par des mesures objectives, elles-mêmes normalisées. Les analyses biochimiques, la tension artérielle, le volume respiratoire, le rythme cardiaque au repos sont des exemples de mesures que l'on utilise. Les résultats obtenus sont alors comparés à un tableau de données afin de savoir s'ils font partie de la moyenne de la population correspondante. Les compagnies d'assurance utilisent beaucoup ce genre de données (actuariat).

Le concept de stabilité considère la personne et son équilibre physiologique. C'est donc un concept biologique. La stabilité se rapporte au milieu interne de la personne et concerne sa capacité à maintenir son équilibre biologique (homéostasie) : température corporelle, composition sanguine, immunité, etc. Dans ce concept, la personne doit toujours maintenir son équilibre dans un environnement qui constitue un danger potentiel pour celui-ci. Bactéries, virus, modification de température, présence de substances allergènes, de toxines, etc. constituent donc autant de risques contre lesquels la personne doit se défendre pour survivre.

Enfin, l'actualisation de soi considère la personne et ses potentialités. C'est un concept psychosocial. L'actualisation se réfère à l'optimisation d'un potentiel d'aspirations. C'est davantage un concept humaniste et qui se rapproche du besoin de réalisation de soi, énoncé par Maslow dans sa pyramide des besoins.

Si la normalité globale est statistique, et on sait que chaque individu échappe à celle-ci, nul n'est en réalité « normal », car nul ne se retrouve complètement dans une généralité, une moyenne, un percentile, etc. Cela reste seulement commode pour une situation dans une distribution et donc pour la recherche. La stabilité et l'actualisation permettent de concevoir la santé comme une sorte d'état dynamique – quel bel oxymore – où cet oubli de soi et des agents stresseurs de l'environnement profite à la réflexion et à l'action. Cela veut-il dire que la personne malade ou instable à un moment de sa vie ne réfléchit pas ou n'agit pas ? Chacun sait que non, mais la maladie induit de nouveaux paramètres dans cette réflexion et cette action, dans deux sens. La maladie obnubile le présent et entrave l'action et la réflexion. Ou bien, l'action et la réflexion permettent d'oublier la maladie. Le problème se complique encore quand la personne ne sait pas qu'elle est malade, quand, par exemple, elle débute une dépression, que sa santé mentale est altérée et que sa capacité à réfléchir et à agir change sans qu'elle s'en aperçoive.

Anthropologie de la santé

Dans les pays asiatiques et africains, la conception de la santé et les pratiques de soins sont très différentes de celles de l'Occident. Les exemples les plus évidents de la dimension sociale des maladies en sont les attaques en sorcellerie. Elles sont réputées comme la source de nombreux troubles physiques ou mentaux, impossibles à soigner par les thérapeutiques somatiques et qui nécessitent un traitement rituel particulier. Cela permet un apaisement des perturbations causées autant aux relations sociales qu'au corps individuel.

En Indonésie, le *latah* s'inscrit dans un contexte social où les états de perte de conscience font partie de la culture par le biais de la transe et de la possession. C'est un état provoqué par un réflexe de surprise, dans lequel la victime entre dans une sorte de transe et se met à répéter mécaniquement des mots ou des gestes produits par quelqu'un d'autre, et avec des propos éventuellement orduriers. Il est considéré comme un syndrome culturellement spécifique. Il s'observe surtout chez des femmes adultes, chez des personnes où l'expression des émotions est très contenue et limitée au moment des rituels. Il s'agit donc d'une forme d'expression de cette inégalité, de cette fragilité sociale, et constitue une expression sociale à travers un modelage des émotions. Pour guérir le sujet, c'est-à-dire pour rétablir un équilibre naturel autant que social menacé, le guérisseur va, à travers de nombreux rites auxquels toute la communauté prend part, rechercher l'esprit responsable du mal puis l'apaiser.

Au Sénégal, 85 % de la population consulte des guérisseurs. « Affectée visiblement par le poids de l'âge, les épaules frêles, le visage émacié, Ndiagna est énormément sollicitée. Très humble, elle avoue tenir ses secrets de ses grands-parents qu'elle ne quittait jamais dans sa tendre enfance. Elle établit son diagnostic du diabète, de l'asthme et de l'hypertension après avoir examiné le crachat et les urines du malade acheminé à Malango, à 152 km à l'est de Dakar. Le traitement commence par l'absorption d'écorces et de feuilles d'arbres de la forêt de Fatick. Lorsqu'on lui demande de réciter les prières qu'elle psalmodie pour soigner, elle reste de marbre. Elle souligne un moment plus tard qu'elle respecte les consignes de ses grands-parents qui, de leur vivant, lui ont dit de ne donner les secrets qu'à un proche. »[84]

Les troubles physiques et mentaux sont pris en charge par des thérapeutes extrêmement divers, sur un continuum qui s'étend des soins donnés au sein de la famille, souvent par les femmes, au recours à des spécialistes plus ou moins professionnalisés. En général, les spécialités thérapeutiques ont plutôt été observées séparément et même présentées sous la forme de portraits dans la tradition de l'ethnologie monographique. Les chamanes et les médecins traditionnels possèdent différents types de savoirs rituels associés à des pharmacopées. Les modes de soins reflètent l'univers des pratiques et des croyances religieuses des sociétés. Etudier les formes de soins informe donc sur la conception de la personne dans ses différentes composantes et dans son rapport au monde. Ainsi les moines bouddhistes theravadin traitent-ils les troubles divers par des prières et des aspersions d'eau lustrale[85] qui relèvent d'une efficacité symbolique à la fois karmique et magique par le pouvoir accordé aux récitations (mantra). Dans les sociétés où ils sont présents, les chamanes voyagent pour intercéder à la place du malade dans les mondes étagés, ou bien pour récupérer les âmes égarées. En ce qui concerne les médiums, ce sont souvent des femmes possédées par des esprits de diverses catégories. Ces esprits entrent ainsi en communication avec les êtres humains au cours de séances où ils expriment leur demande et révèlent les causes de la maladie. Les médecins traditionnels, dont les marabouts qui

[84] www.senegalaisement.com

[85] L'eau lustrale a une origine magique remontant à plusieurs millénaires. Cette Eau de rosée recueillie dans un pré après la nouvelle lune, au lever du soleil, est filtrée et placée dans un vase. Après l'avoir exorcisée et consacrée, on y mêle du sel préalablement exorcisé. Le sel correspond, dans la tradition magique, au symbole de la Terre. On dépose ensuite dans cette eau, une pincée d'encens d'oliban réduit en poudre ; l'encens correspond à l'élément Air. Finalement, on éteint dans l'eau un charbon incandescent correspondant à l'élément Feu.

s'appuient sur le Coran, sont souvent herboristes, devins, détenteurs de formules magiques ou de savoirs partiels relatifs à une ou quelques maladies, plus ou moins proches des religions universalistes pratiquées localement et plus ou moins professionnalisées.[86] La santé devient une affaire d'équilibre. Le Yin et le Yang sont complémentaires, malgré leur dualité extrêmement forte.

Bref, la santé, et la médecine qui la restaure, sont aussi vieilles que le monde et se retrouvent partout dans le monde. Elles sont associées à une rupture d'équilibre, entre l'individu et son entourage, entre lui et les esprits. C'est rarement une affaire purement personnelle. La maladie traduit des trahisons, des vengeances, des expiations. Les soins vont chercher à rétablir un nouvel équilibre par des pratiques autant magiques que médicales.

Encore d'autres définitions

La santé est également le niveau d'autonomie avec lequel l'individu adapte son état interne aux conditions de l'environnement tout en s'engageant dans le changement de ces conditions pour rendre son adaptation plus agréable ou plus effective. L'homme sain est capable de riposter à un monde complexe et mouvant. Il peut inventer, à chaque instant, de nouvelles normes de conduite. Cependant, il apparaît qu'il s'ajuste moins au monde qu'il n'est capable de le modifier. C'est une manière de vivre en équilibre avec le milieu qui l'entoure. Cet équilibre est possible, soit par l'adaptation de notre organisme aux stimuli provenant du milieu, soit par une action le modifiant. C'est dû au bon état physiologique d'un être vivant, à un corps au fonctionnement régulier et harmonieux pendant une période appréciable. La santé mentale résulte d'un héritage biologique et psychologique lié à des expériences de vie. La santé suppose aussi l'existence d'une réserve permettant à l'organisme de résister aux assauts qui, tant au point de vue physique que psychique, émaillent le cours de l'existence. Cette force potentielle de réserve résulte de notre héritage génétique, en partie acquise par l'application des règles les plus élémentaires d'une vie saine, qui permet que tous les sujets infectés par un virus ou un microbe ne meurent pas, que tous ceux qui ont à faire face à de graves troubles émotionnels n'en sont pas malades ou ne basculent pas dans la folie. On dit aussi que la santé est la vie dans le silence des organes. Enfin, quand la santé est liée au progrès social, elle prend une dimension politique. Elle devient un bien social, collectif, mesurable par la régulation du fonctionnement de l'Etat : vaccinations, publicités, campagnes d'information, etc.

---

[86] Guillou Y. et Micollier E. (2010), *Anthropologie de la santé en Asie du Sud-Est*, in La santé : miroir des sociétés d'Asie du Sud-Est, OpenEdition.

Bref, les dimensions de la santé sont multiples et on ne s'attarde jamais que sur un de ses aspects.

Education à la santé

L'éducation pour la santé[87] ou à la santé est un processus organisé d'apprentissage dont le but est de faciliter l'adoption de comportements favorables à la santé, aussi bien chez les individus que dans les familles, les groupes et les communautés. Les approches utilisées vont de diverses injonctions (vaccination obligatoire) à l'apprentissage d'un processus de décision individuel ou collectif (alimentation, tabac). L'éducation pour la santé s'appuie sur l'acquisition de connaissances, d'attitudes et de conduites permettant une meilleure adaptation au milieu physique et social. C'est donc un processus pédagogique élargi visant à développer chez les individus un ensemble de connaissances, d'attitudes et d'aptitudes pour adopter des comportements efficaces dans le maintien, la protection ou la restauration de leur santé ou de celle de leur entourage. Elle crée une mentalité, des réflexes de vie saine, une attitude devant les actes de la vie quotidienne permettant de limiter, sinon de supprimer, un certain nombre de risques. Elle devient alors un art de vivre.

Une éducation sanitaire concerne l'apprentissage de conditions de vie favorisant la santé auprès de groupes à risques. Elle repose sur l'apprentissage d'une différence entre un bon état de santé et la maladie. Seulement alors, l'individu peut comprendre ce qu'est la maladie, et les dangers auxquels il expose son corps en ne suivant pas certains préceptes. L'homme ne sera libre de son corps que s'il en apprécie l'équilibre. Sa liberté résulte du fruit d'une conscience et d'une quête permanente. Dans des situations difficiles, il se réfugie plus ou moins dans la maladie et il ne devient pas seulement un consommateur de soins.

La promotion de la santé développe des stratégies d'actions, faites d'un ensemble de mesures en vue d'améliorer la qualité de la vie des individus et des collectivités. Tous les secteurs de l'activité sociale sont en outre sollicités et responsabilisés à travers leur impact sur la santé. Elle se définit comme une combinaison d'activités d'éducation pour la santé et de pratiques de politiques publiques saines, de modification des environnements et d'une réorientation des services de santé, dans une optique de participation. Il s'agit de reconnaître les personnes et les groupes concernés comme des acteurs. La promotion de la santé est le processus qui vise à permettre à l'individu et à la collectivité d'agir sur les facteurs déterminants de la santé. Il améliore alors celle-ci en privilégiant l'engagement d'une population dans

[87] Wikipédia

une prise en charge collective et solidaire de la vie quotidienne, alliant choix personnel et responsabilité sociale. La promotion de la santé vise à améliorer le bien-être de la population en mobilisant de façon concertée l'ensemble des politiques publiques.

En conclusion, ce petit survol du concept de santé permet d'en montrer les multiples facettes propres à chaque culture. Il est clair que la notion syncrétique de santé dans les pays asiatiques ou l'animisme africain n'ont rien à voir avec la notion analytique et scientifique des pays occidentaux. Et pourtant, le lien commun repose sur la volonté farouche de maintenir un équilibre, en Occident au sein de l'individualité, ailleurs, entre l'individu et l'environnement. La santé reste un concept complexe qui nécessite à la fois une vue globale, une vue synthétique et une vue pluridisciplinaire.

LA SANTE, UN CONCEPT FLOU

Finalement, qu'est-ce que cette bonne santé dont il est question ? Un envers de la souffrance ? Un bien-être dans un corps sans douleur ? Un physique sans défaut ? Le débat est vaste et la question loin d'être résolue. La médecine occidentale a procédé longtemps d'un paradigme reposant sur la dissociation entre le corps et l'esprit, mais l'introduction d'explications étrangères à la seule explication scientifique revient troubler le jeu et la compréhension du processus de guérison. L'effet placebo, par exemple, suppose pour certains que la guérison, au même titre que la souffrance, appartient au monde du processus mental et non plus exclusivement aux seuls faits biologiques. On en revient alors à la dichotomie corps-esprit, corps-âme évoquée dans la première partie. A-t-on encore, à notre époque, besoin de cette séparation ? L'homme, son corps, son cerveau, ses lois de fonctionnement, malgré les complexités, ne se suffisent-ils pas ? Car, même l'effet placebo trouve son origine dans l'organisation cérébrale.[88] L'effet placebo semble agir initialement sur le cortex préfrontal dorsolatéral par le biais d'un mécanisme attentionnel : la croyance en l'efficacité du traitement détourne l'attention de la douleur pour la focaliser sur l'attente d'un soulagement. Cette zone cérébrale pourrait intervenir dans les techniques de réduction de la douleur par détournement de l'attention comme le rire, voire par l'hypnose.

La tâche reste certes ardue quand on prend l'homme comme objet d'étude. Loin d'être invariant comme la matière, l'individu relève de singularités sans cesse changeantes qui interagissent avec l'environnement, donnant à voir un être à la fois unique et pluriel. Alors comment générer un modèle exhaustif

---

[88] Kaptchuk T.J. & *al.* (2010), *Placebos without Deception: A Randomized Controlled Trial in Irritable Bowel Syndrome*. Journal of Gastroenterology, 22;5 (12).

permettant de rendre compte de la constitution de la personne, de ses conduites comme de ses dysfonctionnements ?

Le flou subsiste sur ces notions, malgré des tentatives de globalisation et de classification en psychiatrie (DSM par exemple), et un accent mis sur les effets thérapeutiques de certaines interventions ou de certains médicaments. Le malade reste finalement le seul juge de ses progrès et donc d'une satisfaction à l'égard de son état.

Au niveau sociétal, on remarque d'emblée une disparité des richesses dans les pays francophones, surtout avec l'exemple d'un pays africain. Les pourcentages de dépenses de santé sont trompeurs puisque le Luxembourg, pays le plus riche au Monde avant la Norvège, dépense beaucoup par habitant, mais relativement peu par rapport à son PIB.

	Belgique	Canada	France	Luxem-bourg	Suisse	Sénégal
Population totale (2012)	11 millions	35 millions	64 millions	½ million	8 millions	14 millions
Revenu national brut par habitants ($ 2012)	39.860	42.530	36.720	60.160	55.090	1.880
Espérance de vie à la naissance (H/F)	78/83	80/84	78/85	79/84	80/85	60/62
Dépenses consacrées à la santé par habitant ($ 2011)	4.119	4.520	4.086	6.876	5.564	118
Dépenses de santé en % du PIB	10,6	11,2	11,6	7,7	10,9	6

Tableau N° 7 : Tableau comparatif des dépenses de santé de plusieurs pays. (Source OMS 2011)

Pour définir la santé, l'OMS souligne dans sa constitution la dimension positive de la santé mentale. En 2013, elle définit la santé mentale comme « un état de bien-être qui permet à chacun de réaliser son potentiel, de faire face aux difficultés normales de la vie, de travailler avec succès et de manière productive et d'être en mesure d'apporter une contribution à la communauté ».

Le Rapport sur la Santé dans le Monde 2013 appelle :
- à accroître, à l'intérieur des pays comme entre eux, les investissements internationaux et nationaux et à appuyer la recherche visant spécifiquement à améliorer la couverture des services de santé ;
- à une collaboration plus étroite entre les chercheurs et les responsables politiques, c'est-à-dire que la recherche doit sortir des établissements universitaires et aller dans les programmes de santé publique proches de l'offre et de la demande de services de santé ;
- les pays à développer leurs capacités de recherche en augmentant les effectifs locaux de chercheurs motivés et bien formés ;
- chaque pays à se doter de codes complets de bonnes pratiques de la recherche ;
- les réseaux de recherche mondiaux et nationaux à coordonner les efforts en favorisant la collaboration et les échanges d'informations.

D'une façon plus générale, une couverture sanitaire universelle permettrait à toute personne d'accéder à des services de santé de qualité sans risque de difficultés financières pour leur paiement. Beaucoup de pays, y compris anglo-saxons et nordiques, proposent une médecine à 2 vitesses : une privée chère avec rendez-vous rapides et une technicité élevée et une publique avec des rendez-vous reportés et une technicité faible. Une couverture universelle suppose un système de santé solide, efficace et bien géré, l'accès aux médicaments et aux technologies essentiels et un personnel de santé motivé, en nombre suffisant. Dans la plupart des pays, la difficulté consiste à savoir comment étendre les services de santé pour satisfaire des besoins croissants avec des ressources limitées. Cela concerne également nos pays occidentaux en situation de crise économique. On aurait pu craindre une explosion des soins de santé dans ces mêmes pays du fait d'un vieillissement de la population. Il n'en est rien. Entre 2010 et 2060, on estime que l'augmentation annuelle des dépenses de santé dues au vieillissement sera inférieure à 1 % et qu'il y aura même une baisse dans cinq pays européens. Alors qu'on s'attend à une hausse du nombre de personnes âgées souffrant de maladies chroniques et d'incapacités, on a observé que les coûts des soins ne sont élevés que dans la dernière année de vie. (Source OMS)

Force est donc de constater une franche disparité entre les pays.

En Belgique, le Centre Fédéral d'Expertise des Soins de Santé[89], en collaboration avec l'INAMI (Institut National d'Assurance Maladie et

[89] https://kce.fgov.be

Invalidité) et l'ISSP (Institut Scientifique de Santé Publique) a étudié la performance du système de santé belge. Les résultats ont été comparés avec ceux de 14 autres pays européens. De nombreux points positifs sont à relever, tels que le taux de vaccination chez les enfants, la survie à 5 ans après un cancer du sein ou du côlon, la relation avec le médecin généraliste, l'utilisation croissante des médicaments générique, etc. Certains points restent à améliorer, entre autres la participation aux dépistages du cancer du sein et du cancer du col de l'utérus ainsi que le suivi des patients diabétiques. En outre, trop d'antibiotiques sont encore prescrits et les Belges sont encore trop souvent exposés aux radiations médicales. Enfin, le vieillissement des médecins généralistes est préoccupant, ainsi que les inégalités sociales : les classes sociales défavorisées sont en moins bonne santé et se soignent moins.

Si ce constat est intuitivement évident, le concept de santé reste malgré tout flou et donc difficilement comparable d'un pays à l'autre et même d'un lieu à un autre. La raison en est simple : ce concept a une connotation culturelle majeure. Dans les sociétés anglo-saxonnes, la santé est surtout une affaire individuelle. L'homme seul doit se positionner face à son voisin, devenu rapidement un rival. Tout est une question de rapport de force. Il a fallu au Président Obama une bonne dose de courage et d'opiniâtreté pour faire passer en 2012 la loi sur l'assurance maladie qui permet à chaque Américain d'avoir une couverture santé individuelle de base. Les républicains ont promis de la faire supprimer dès leur retour au pouvoir. Ils jugent que la loi constitue une violation des libertés individuelles et un élargissement considérable de l'autorité du gouvernement fédéral sur les prérogatives des états. Dans nos sociétés européennes, caritatives, mais aussi plus solidaires, il y a bien longtemps qu'existent les mécanismes d'assurances mutuelles et de réparation organisés par les états. Par ailleurs, les pays pauvres développent des soins traditionnels, et dans une très faible mesure des soins de type occidental grâce à diverses ONG locales.

Ces divergences sont culturelles dans la mesure où elles reposent sur des organisations familiales fort différentes. D'abord, le rapport à l'autorité est différent. Un lien fort se manifeste par une fréquence élevée du nombre des ménages associant sous un même toit trois générations : parents, enfants et petits-enfants. Un tel système doit être qualifié d'autoritaire parce qu'il présuppose, à certains stades du développement du groupe domestique, l'existence d'enfants adultes, mariés, ayant procréé, mais restant néanmoins soumis à une autorité parentale, celle du père. On voit ici l'influence de facteurs économiques et historiques, le pouvoir de l'Eglise et la force de la paysannerie dans les pays européens. Par ailleurs, un lien faible entre parents et enfants, un attachement modéré de l'individu au groupe familial, entraînent un départ précoce des enfants, souvent avant le mariage.

L'installation dans une vie conjugale implique la fondation d'un ménage autonome, associant au plus les parents et leurs enfants, dans un noyau simplifié. Ce type familial nucléaire peut être qualifié de libéral, tel qu'on le retrouve dans les pays anglo-saxons.[90]

La conception de la santé, de ce fait, ne peut être unitaire. Le flou résulte de la relativité.

Nous avons vu que la psychiatrie était née de l'existence de la folie et avait été développée pour la contenir de différentes manières. Le nombre de fous reste constant. Par contre, de plus en plus nombreux sont les troubles de la personnalité et les malaises existentiels. La folie, la psychose, s'exprime de quelques façons, partout les mêmes et qu'on peut mettre en relation avec les émotions de base. Le repli sur soi schizophrénique est associé à une production délirante ou hallucinatoire qui transforme la réalité. Les troubles de l'humeur manifestent une tristesse parfois insondable. L'anxiété signe une peur se focalisant de mille manières. Mais, le fou est surtout immoral, car il se tue, blesse, désacralise les dieux dans ses délires, met en doute la réalité de tous, accuse… Les soins sont ainsi aussi moraux et associés à des pratiques animistes très anciennes. Si on essaye de convaincre le fou par la parole de son erreur (psychothérapie ou bonne parole) dans un premier temps, il faut ensuite passer à la force et la contrainte, qu'il s'agisse de médicaments, mais aussi d'électrochocs (toujours pratiqués en certains endroits), de lobotomie (interdite dans beaucoup de pays depuis une vingtaines d'années, mais pas la leucotomie), de seau d'eau glacée (toujours pratiquée) ou d'enfermement (toujours pratiqué).

CONCLUSION

La conception de la santé détermine donc la nature des soins.

La première conception, celle qui nous concerne toujours, est liée à des croyances magiques. C'est un démon ou le diable qui prend possession d'un individu. Il s'agit donc de l'en extirper, fût-ce par la force, et de le contrôler.

La seconde conception devient plus « moderne » ou scientifique et repose sur l'idée que les neurosciences et la médecine du comportement permettront des soins intégrés. On considère ici que la folie et les problèmes d'adaptation résultent de facteurs biologiques, psychologiques et sociaux. Parmi les déterminants de la santé mentale, on retrouve notamment la pauvreté ! [91] Cela aussi a évidemment un impact majeur sur le diagnostic et les soins.

---

[90] Todd E. (1999), *La diversité du monde : famille et modernité*. Paris : Seuil.
[91] http://www.who.int/whr/2001/en/whr01_fr.pdf

Le concept de santé est aussi flou que celui de folie. L'humanité a toujours développé des soins appropriés selon les connaissances du moment et de l'époque. Nul n'est en droit d'en hiérarchiser la qualité, car chacune a des effets positifs et des limites. Même la médecine occidentale, hyper-rationnelle, ne guérit pas tout, ni toujours. Et force est de reconnaître que les pratiques « magiques » ont des effets.

Si ce concept reste flou, subjectif et intuitif, on pressent que son unité réside dans la notion d'équilibre, équilibre entre les forces internes et les forces externes. Par force, nous n'entendons cependant pas qu'elles soient extérieures à l'homme. Il s'agit plutôt d'un équilibre sans cesse remis en question entre les différents organes et leur physiologie, mais aussi entre l'individu et des pressions liée à des facteurs externes comme la promiscuité, la pollution, l'usage de technologies, etc.

Nous allons à présent nous attarder sur un aspect particulier, celui de la santé mentale.

LES DIMENSIONS DE LA SANTE MENTALE

Qu'est-ce que la santé mentale ? Un fait social total. La réponse peut paraître brutale au premier abord. Néanmoins, on réalise assez vite que ce vocable désigne un champ de forces, et non un concept scientifique, qui se traduirait dans le champ médical. Il n'existe d'ailleurs pas de science de la santé mentale, mais des institutions ou des services qui la pratiquent ; on y définit son cadre, ses limites juridiques, quelques aspects scientifiques de son contenu. De ce fait, tant la définition impliquée par ces actions que son champ de compétence font l'objet d'une lutte pour imposer une juridiction particulière.

Les psychiatres et autres psys semblent actuellement, un peu naïvement, faire la découverte de ces changements, et certains sociologues se préoccupent de l'extension de ce champ hors de ses limites supposées. Quelles limites ? Les a-t-on jamais connues ? Ont-elles seulement jamais été fixées ? Le recours à l'histoire ne relève pas d'un simple détour méthodologique, outil de rupture attendu des illusions du présent. Cet usage relativiste ne prend pas la mesure théorique de la dimension historique ou dynamique inhérente à nos domaines d'investigation. Aussi, prétendre développer une anthropologie de la santé mentale consiste en premier lieu à s'affranchir d'unités d'analyse socialement prédéfinies, que le travail de terrain porte sur une institution ou sur une catégorie psychiatrique. Chaque étude mêle en effet inextricablement divers aspects, aucune ne se réduisant complètement à une dimension purement médicale. De ce fait, les projets de l'anthropologie médicale sont par nature limités[92].

SANTE, BIEN-ETRE OU REALISATION DE SOI ?

La vie s'est amplifiée dans une diversité extraordinaire d'acides aminés pour aboutir à celle que nous connaissons aujourd'hui. Elle s'est adaptée à toutes les conditions, pouvant s'endormir des millions d'années ou vivre sans lumière, en s'alimentant de carbone, mais aussi de soufre. Depuis que le processus a commencé, il n'a cessé de s'étendre et de se diversifier. L'être humain et sa petite vie, à l'échelle géologique, ne font aucune exception et participent du même mouvement biochimique. Il n'a jamais été seul, à l'exception d'Adam, assez brièvement, et de Robinson Crusoé, bien plus longtemps. *La solitude, ça n'existe pas*[93], comme le chante le poète : « On

[92] Marc Renneville (2004), *Crime et Folie. Deux siècles d'enquêtes médicales et judiciaires.* Paris : Fayard.
[93] Chanson de Gilbert Bécaud de 1969.

n'est jamais seul et on est toujours seul ! Même les uns contre les autres… »[94]

Dès lors, depuis l'aube de l'humanité, la survie a toujours dépendu d'une équation simple : être seul et soi et mourir ou être avec l'autre et perdre un peu de soi pour survivre. Cette situation engendre une ligne temporelle exceptionnelle :

Egocentrisme absolu → *partage absolu* → *sacrifice absolu*

Chaque être humain voyage ainsi aux confins de ces chemins, passant par toutes les étapes pour arriver à un compromis. La seule question *in fine* sera celle de la possibilité ou non de ce compromis.[95]

L'égocentrisme absolu

Résiduel il y a cinquante ans, le nombre de personnes qui vivent seules a explosé dans les pays dits développés. Certains y voient le signe d'un isolement social croissant, ou d'une forme de narcissisme. Pourtant, l'étude des conditions qui ont rendu possible cette transformation révèle un tableau bien plus nuancé, mêlant individualisme et profusion relationnelle. Rien n'exprime mieux le besoin de vie collective que l'invention de la famille. A toutes les époques et dans toutes les cultures, c'est la famille, et non l'individu, qui forme le socle de la vie sociale et économique. Les évolutionnistes assurent même que, dans les sociétés primitives, vivre en groupe représentait un avantage décisif dans la lutte pour la survie, en termes de sécurité, mais aussi d'alimentation et de reproduction. Qu'elles résultent d'un divorce, d'un décès ou du refus de se marier, les périodes de vie en solitaire durent des années, voire des décennies. Les cycles de vie sont ainsi marqués par des arrangements dans lesquels la structure familiale n'occupe plus qu'une place temporaire ou conditionnelle.

L'égocentrisme absolu engendre d'abord la solitude, mais aussi l'individualisme. Mais, cet égocentrisme absolu engendre ensuite le besoin de l'autre, car il s'abreuve nécessairement dans un miroir de soi. L'autre devient un autre soi, un reflet. Nous y reviendrons.

Assistons-nous à l'émergence d'une nouvelle religion, celle du chacun pour soi ? La propagation du mode de vie en solo constitue une transformation sociale à grande échelle. Elle oriente la conception de l'espace urbain

[94] Chanson de Michel Berger de 1993.
[95] Dalla Piazza S. (2015), *Etre soi, in* Garcet M. et Dalla Piazza S. (Dir.) *L'art d'exister*. Paris : L'Harmattan.

(logements, transports, etc.) et le développement de l'économie des services aux personnes (maintien à domicile, garde d'enfants, livraison de nourriture, etc.). Elle influe sur la manière de grandir, de vieillir et de mourir. Elle produit un impact sur tous les groupes sociaux et sur presque chaque famille. Il y a cinquante ans, vivre seul était considéré comme anormal voire pervers. A l'heure actuelle, personne n'y trouve plus rien à redire, d'autant plus que dans certains pays, cela représente près de la moitié de la population. C'est une évidence bien ancrée dans l'idéologie dominante que la recherche du succès et du bonheur passe moins par les liens tissés avec autrui que par la capacité à sortir du lot et à s'individualiser. Liberté, embarras du choix, épanouissement personnel (mots à la mode s'il en est) : autant de vertus chères à la sagesse contemporaine.

Le culte de l'individu s'est installé à la faveur de quatre changements sociaux majeurs :

- La reconnaissance des droits des femmes, car leur émancipation, l'accès à l'école, au travail, leur a permis d'assurer leur survie personnelle. Elles se sont libérées de l'esclavage domestique (dans certains cas).
- L'essor des nouvelles technologies de la communication permet de satisfaire ses propres besoins de communication sans sortir de chez soi. Le chez soi reste ainsi un havre de paix, un *no man's land*, une île déserte. Avec Internet, tout individu peut combiner solitude et connexion, absence de contacts physiques et profusion relationnelle.
- En facilitant les regroupements d'individus en fonction de valeurs, de goûts et de modes de vie communs, l'urbanisation a produit des sous-cultures, qui finissent par prospérer, s'établir et s'incorporer à la culture dominante (clubs de sports, de loisirs, etc.). Le soi reste soi dans l'anonymat d'une grande ville.
- L'extension de l'espérance de vie constitue le quatrième facteur. Dans la mesure où les gens vivent de plus en plus longtemps, l'expérience du vieillissement solitaire devient un phénomène de plus en plus massif. Le regroupement familial intergénérationnel devient rare. La famille est remplacée par la maison de repos où chacun reste soi, un anonyme de passage parmi d'autres.

La conjugaison de ces quatre facteurs a créé les conditions propices au déferlement de l'individualisme et de la vie en solitaire. Vivre seul et souffrir de solitude sont deux états bien différents. C'est la qualité et non la quantité d'interactions humaines qui fait rempart à la solitude. Peu importe si les gens vivent seuls pour autant qu'ils ne se sentent pas isolés. Aboutit-on ainsi au « ce que je veux quand je veux, comme je veux, où je veux… » ? Le principal est de vivre pour soi, avec soi. La vie est courte et on n'a plus guère le temps d'en perdre des bribes dans des considérations extrinsèques à soi. Mais ce n'est plus suffisant. Il nous faut encore apprendre à vivre en harmonie avec soi et, chez les adeptes de ce nouveau culte, on considère qu'il s'agit d'être indépendant, de penser pour et par soi, de faire face, de méditer, de *psychoter*, de vivre le temps présent. On pense ici à tous les ouvrages qui concernent le bien-être, mais aussi à des courants actuels de la psychologie : thérapie du moi essentiel, psychologie transpersonnelle, la pleine conscience, etc. Ainsi, le vivre pour soi nous entraîne vers l'individualisme et la solitude.

Le partage absolu

Comme on le sait, il y a les partages égaux et les partages inégaux. La différence suppose d'emblée un partage inégal, ce qu'on appelle rapports de forces ou affrontement, mais aussi complémentarité. Toutes les formes de vie, évoquées plus haut, supposent à la fois un partage des ressources du milieu et un partage de gènes dans la reproduction. On entre ici de plein pied dans le romantisme. Le romantisme rompt bien sûr avec le classicisme, mais ce n'est pas là sa caractéristique principale ; il élargit ses sources d'inspiration. Il aborde l'étrange, l'étranger, l'exotisme même, les rapports avec la nature, ses mystères et sa magie. Mais, il crée surtout un soi romantique. Si le moi de l'époque classique est haïssable (Pascal), au XIXe siècle, l'écrivain, notamment, devient individualiste et met sa sensibilité et son art à son propre service : le *soi* (le moi de l'enfance, le moi amoureux, le moi en quête de spiritualité) devient source d'inspiration !

Ce n'est pas n'importe quelle partie de soi qui est évoquée. On retrouve le malheur, l'insatisfaction, la mélancolie, bref la souffrance d'être soi qui peut d'ailleurs engendrer de la fatigue[96] ! Heureusement, cette tendance est contrecarrée par la passion, celle de l'engagement, celle d'une quête de l'absolu, dans l'art, mais aussi dans la lutte contre le Mal ou encore la conscience sociale. On y retrouve de la révolte, du désespoir, puis encore de la révolte contre la fuite du temps, contre l'amour éphémère. La recherche d'un absolu fait croire dans la possibilité d'une éternité.

L'engagement de l'homme dans l'action politique ou sociale repose sur la conscience d'une mission à accomplir pour l'amélioration du sort de l'humanité : le romantique est un guide, un prophète chargé d'une mission parfois divine. Pourtant, à l'origine, le romantique est politiquement conservateur, individualiste, élitiste, royaliste, patriote. Progressivement, il évolue vers la démocratie et l'internationalisme. La célèbre allégorie de Delacroix *La liberté guidant le peuple* reste la meilleure illustration de l'insurrection générale du Romantisme contre toutes les barrières. Celles-ci

[96] Allusion à Ehrenberg A. (2000), *La fatigue d'être soi.* Paris : Odile Jacob.

sont bien sûr littéraires, mais aussi politiques, et on a pu affirmer que les journées révolutionnaires de 1830 et 1848 sont *romantiques*, comme *romantiques* ont été les luttes pour l'indépendance que menèrent alors la Grèce, l'Espagne ou la Pologne.

De l'égocentrisme absolu, le romantique nous fait partager sa conscience de l'autre, mais l'autre se perd encore dans les brumes de l'éternité et de l'angoisse. Il est encore le reflet, le miroir de soi. Il a besoin du regard de l'autre, de sa considération, de son amour. Un romantique sans public ne peut le rester bien longtemps.[97]

Le soi ici commence à se partager. Cette évolution ne se fait pas sans douleur. « Le classicisme, c'est la santé ; le romantisme, c'est la maladie », dit Goethe. Si la Nature, pour le romantique, est inséparable de la passion amoureuse, c'est que l'une et l'autre incarnent la chance d'une véritable rédemption. Cette notion n'est pas sans rappeler celle de l'expiation de la faute originelle. L'autre, la femme, Eve en l'occurrence, est évidemment la source de tous les dangers. L'autre donne l'occasion de tous les péchés et le soi du romantique expie la faiblesse de se laisser aller à l'autre.

L'être humain est capable du meilleur et du pire, mais c'est vraiment dans le pire qu'il est le meilleur. Grégoire Lacroix dans les *Euphorismes*.

Le sacrifice absolu

Le sacrifice est une notion surtout judéo-chrétienne, car il s'agit de rendre la chose sacrée, mais pas seulement. C'est surtout un don des autres ; le nombre de personnes sacrifiées au nom des dieux est illimité. Elles furent remplacées par des animaux et puis par le fils de Dieu. Le catholicisme est une des sources de cette transformation du meurtre rituel en meurtre spirituel ou symbolique. Il n'y a pas de sacrifice sans espace sacré. Il y a un intérieur et un extérieur, qu'il s'agisse d'un temple ou qu'il s'agisse d'un être humain.

On distingue bien sûr sacrifice et martyre, cette dernière notion rejoignant la première dans un esprit surtout collectif. On se situe alors au niveau de l'extermination, mais aussi du suicide.

C'est une sorte de don de soi à durée illimitée. Le sacrifice n'est pas qu'un rituel sanglant. Dans son aspect symbolique, il devient personnel et unique. Un individu se sacrifie et offre de soi voire sa vie. Des personnalités

[97] Géraldy P. (1912), *Méditation* (extrait de Toi et moi). Paris : Stock (Ed. 1999).

sacrificielles, autrefois valorisées, souffrent aujourd'hui d'un manque de reconnaissance, source de frustration et de souffrance. Le sacrifice de soi commence là où la primauté est accordée à l'autre (individu ou cause). Les sauveurs sont perpétuellement débordés, à force de systématiquement faire passer les besoins des autres avant les leurs. Dans le passé, les mères de familles nombreuses, les prêtres, les soignants et d'autres étaient valorisés et pouvaient apprécier la beauté de leur rôle. Même si elles ressentaient des manques, ou en souffraient, le regard positif que la société portait sur elles les confortait. Si la souffrance de celui qui se sacrifie, renonce à ses talents ou ses désirs pour s'occuper d'autrui, reste sans compensation, alors la personne ne parvient plus à sublimer ses belles actions. On pense ici à la femme qui sacrifie sa carrière professionnelle, à celui qui abandonne ses aspirations pour des raisons économiques, à ceux qui renoncent à la vie civile au nom d'une croyance, etc. La philosophie du développement personnel, évoquée plus haut, de l'épanouissement de soi fait croire aux sauveurs qu'ils pourraient faire autrement, qu'ils devraient se faire passer en premier. Ils n'y parviennent pas. Les sauveurs donnent beaucoup, car ils ne savent pas recevoir. Sans jamais renoncer, ils restent dans la plainte et s'installent dans une position de victime.

Le don et le contre-don peuvent se comprendre comme un sacrifice ou un échange entre les hommes qui le pratiquent et les puissances divines qui le reçoivent. Dans les sociétés traditionnelles, non-monétaires, tout commerce suppose un échange, dons contre dons, à proportion de la situation et de la qualité des personnes engagées dans l'échange. Je donne pour que tu donnes. Le don n'est jamais gratuit, mais s'effectue selon des codes sociaux précis et réglés par la tradition. Pourtant, dans des considérations simples, le don est une manière de donner sans attendre de retour : charité, philanthropie, mécénat, engagement dans une guerre où cela va jusqu'à donner sa vie. Elle peut faire partie d'une culture, par exemple musulmane. Ainsi, le sacrifice absolu s'érige en doctrine où le soi n'existe plus au profit de l'autre, qu'il s'agisse d'un être, d'une communauté ou d'un idéal.

Le choix est-il possible ? Bien sûr que non et chaque être humain est un mélange variable de ces trois concepts extrêmes. Chacun d'entre nous a l'occasion de passer de l'un à l'autre, parfois sur la même journée. La pondération de ces trois aspects nous donne une identité propre et constitue les fondements de ce qu'on appelle la personnalité. Pour rappel, le *persona*, masque latin qui transcende l'individu, l'acteur pour en faire une représentation. Chaque acteur n'avait droit qu'à un masque. Chaque masque représentait un style de comportement. Chaque masque permettait ainsi de prédire l'action à venir. On retrouve cette notion poussée à l'extrême dans l'opéra chinois.

La personnalité rend compte de ce qui constitue l'individualité des modes d'action et de réaction. Elle est aussi variable que chaque individu et bien des tentatives existent pour en faire des regroupements, des classes, des styles, y compris au niveau de la pathologie psychiatrique, dans l'axe II du DSM.

La question subsiste cependant : est-ce que la personnalité définit le soi ? Le soi est bien le pronom personnel réfléchi de la troisième personne, c'est-à-dire une sorte de miroir, une sorte de représentation de soi… La boucle est bouclée, car il s'agit évidemment d'une tautologie, dans le sens d'une redondance, d'une répétition. C'est le serpent qui se mord la queue. Le soi n'existe pas : il n'est que le reflet du regard de l'autre. Il constitue un rempart contre la folie, car sans soi, il n'y a pas d'autre et donc pas de soi. C'est le néant de l'être.

Finalement, qui est soi ?

Vers un personnalisme

Emmanuel Mounier[98] est philosophe. Il a passé sa brève vie à chercher la synthèse entre la communauté et l'individu, sans tomber dans les totalitarismes comme le fascisme ou le stalinisme ? Pour lui, l'individu – l'égocentrisme absolu – apparaît comme le rejeton des tendances aliénantes du monde moderne, celui qui sacrifie sa dimension spirituelle et sa liberté au profit d'un idéal petit-bourgeois qui ne vise qu'au bien-être. Le partage absolu et encore plus le sacrifice absolu engagent dans le collectivisme où l'individu cesse d'exister au profit d'une entité abstraite

Le personnalisme est une philosophie éthique dont la valeur fondamentale est le respect de la personne. Son principe moral peut se formuler ainsi : « Une action est bonne dans la mesure où elle respecte la personne humaine et contribue à son épanouissement ; dans le cas contraire, elle est mauvaise. »

Le personnalisme refuse le libéralisme, autant que le communisme et le fascisme. Tout est sans doute mêlé pour expliquer l'échec politique actuel. On y retrouve l'illusion d'un accès généralisé à des biens sophistiqués, l'affaissement de la respectabilité des institutions avec la bureaucratie, une professionnalisation outrancière de la fonction politique plaçant les élus hors du commun et parfois hors de l'éthique commune, une vision du progrès social assise sur le seul accroissement des droits individuels et détachée

---

98 Mounier E. (1966), *Communisme, anarchie et personnalisme* (Recueil de textes). Paris : Le Seuil.

d'une vision de la société prise dans son ensemble. Ce serait la grandeur du politique de promouvoir les conditions d'un vivre-ensemble dont découlent les droits de chacun. Lorsqu'elle soutient seulement la logique des droits individuels, sans interroger les responsabilités et les valeurs qui s'y attachent, la politique laisse s'étioler l'aspiration à la justice et à la fraternité et prend le risque d'en oublier l'attention aux plus fragiles.

Le personnalisme a contribué à la renaissance de la vie publique après les traumatismes de la seconde guerre mondiale. Il nourrit l'action civique parce qu'il instaure une cohérence entre les finalités de la communauté politique, le bien commun, et la promotion de la dignité de chaque personne.

Ainsi se pose la question de la synthèse entre les extrêmes évoqués plus haut. Peut-on imaginer que la personne transcende le soi ? Peut-on dire qu'on peut être soi parmi les autres ? Peut-on affirmer que l'être n'existe que par ce qu'il fait, c'est-à-dire dans un engagement personnel ?

Pourquoi ces interrogations sur la place du soi dans le monde et dans la société ? Il s'agit en fait de sérénité intérieure.[99] Plutarque met en avant un besoin de se prémunir des passions, mais sans renoncement, de moduler les excès, de savoir tirer profit de l'adversité, de privilégier les souvenirs heureux, d'apprécier ce que l'on possède, d'éviter l'envie, de ne rien faire au-dessus de nos forces, de se connaître, de jouir du présent, de penser aux vicissitudes de la condition humaine, et bien sûr de ne pas avoir peur de la mort. Il conclut ainsi : « le monde est un temple et la vie une fête perpétuelle… ».

L'homme, comme une branche dans un torrent, se cherche en permanence. Il tente de s'accrocher, de survivre à tout prix quitte à noyer son voisin. Il tente de s'approcher de la berge en nageant avec lui. Il veut l'aider et le sauver, fût-ce au prix de sa vie. Tout cela est inhumain et, en même temps, si humain. Capable du meilleur et du pire, les circonstances nous poussent vers les rivages de mille et une manières. Mais le nageur est bien nous, c'est-à-dire soi, responsable du choix et de la stratégie adoptée.

Mais quel que soit ce soi éphémère et mouvant, qui n'existe que dans notre imaginaire, nous y tenons et tentons de le préserver par tous les moyens possibles. Le *persona* et donc le personnalisme peuvent devenir une voie morale pour concilier les extrêmes : rester soi parmi les autres et avec les autres.

---

[99] Plutarque : *La sérénité*. Paris : Payot (Ed. de 2001).

Se réaliser, être soi parmi les autres, se sentir sain malgré les efforts à consentir pour y arriver : telle serait la gageure pour subsister. Et c'est là qu'on retrouve une faille qu'on appelle folie. Le fou garde un soi, mais cesse d'être une personne. Il n'est plus reconnu que dans son appartenance à la famille humaine.

Une expression de la participation sociale

La psychiatrie évolue vers la santé mentale et passe par une meilleure intégration des pratiques dans le système général de soins. Ces pratiques sont également plus en prise avec les contextes de vie des patients. L'évolution économique et sociale des sociétés occidentales a eu pour effet que le champ même de la psychiatrie s'est déplacé et s'est élargi. Il inclut non seulement la maladie mentale, objet spécifique d'une branche de la médecine, mais des problèmes qui habituellement sortaient de son champ : violences, assuétudes, adolescents en difficulté, exclusion, stress au travail, aide aux victimes. Cette évolution remplace ainsi celle dévolue à la psychanalyse durant une centaine d'années, celle d'expliquer tout, de s'intéresser à tout et d'être concerné par tout. Elle fait suite au mouvement de désinstitutionnalisation de la psychiatrie asilaire des années 1960 et 1970. On peut cependant faire le constat que ce mouvement n'est pas encore achevé puisqu'on parle de la fermeture du trop grand nombre de lits psychiatriques en Belgique. Les moyens d'une vraie psychiatrie publique, c'est-à-dire ambulatoire de proximité et qui ne soit pas centrée sur l'hôpital, ne sont pas suffisamment renforcés. Il ne s'agit pas seulement d'argent, de montant financier, mais aussi d'organisation, de politique globale, de règles à respecter, de doubles emplois inutiles.

Le social se psychiatrise et la psychiatrie se socialise. Il ne s'agit pas de faire porter au spécialiste de la santé mentale la résolution des problèmes qui ont une cause sociale, ni d'individualiser des problèmes qui relèvent du collectif. C'est pourtant là une tendance réelle. On demande à des psys de trouver du travail à des personnes en souffrance et à des services sociaux de s'occuper de l'état mental de leur client. La prédominance des logiques gestionnaires et bureaucratiques sur les logiques de soins a pour conséquence que celui qui a besoin d'un suivi psychiatrique est pris en charge par le secteur social, ou pire dans certains cas, il se retrouve livré à lui-même au nom de son droit à vivre hors des murs de l'institution. Une psychiatrie inclusive dans la cité a pour objet le soin et la réadaptation de la folie, mais implique un réel décloisonnement entre le sanitaire et le social. Malgré les apparences, on est loin du compte.

On évoque souvent l'idée que nous vivons dans une société complexe et instable. Nous n'en connaissons qu'une infime partie, celle que nous côtoyons directement et celle que nous distillent les organes d'information. La souffrance n'est pas absente de ce monde, par le fait que ce monde n'est pas fixe et par le fait que pour exister nous dépendons de la reconnaissance de l'autre. Les bouleversements du monde nous affectent. N'importe quel incident à l'autre bout de la terre nous fait pleurer, n'importe quelle guerre nous fait peur. En même temps, la sécurité du quotidien, celle du quartier, de la famille, des voisins nous rassurent grâce au partage de la vigilance. Lorsque nous n'avons plus la reconnaissance des autres, lorsque nous en sommes exclus, le sens se perd et la souffrance revient en force, accentuée dans certains cas par la folie. Mais la folie n'est pas générée que par l'insécurité. Au contraire, le fou existe partout, dans toutes les classes sociales et les conditions sociales précipitent sa folie, mais ne la créent pas.

La précarité psychologique, elle, correspond à une vulnérabilité devant le vacillement du monde et les difficultés de reconnaissance d'un soi digne d'existence dans un groupe humain donné. Cette précarité correspond d'abord à la mort sociale. Cette mort n'a rien à voir avec la pauvreté, même si la pauvreté comporte bien sûr un grand risque d'insécurité et de déséquilibre.

Cette souffrance résulte aussi d'une déficience des régulations des relations au sein de la famille, du groupe social d'appartenance et de la société. L'identité de chacun se construit devant le regard d'autrui dont l'accueil devient sécurité. Aujourd'hui, pour des raisons politiques, géopolitiques et économiques, au niveau mondial et au niveau local, ce socle de la vie en commun se détériore. Le je et le nous se construisent sur base du rejet de l'autre. Il y a des groupes qui détiennent le pouvoir de définir les normes de civilisation, de l'ordre et des valeurs, et puis il y a des groupes qui subissent ces normes. On assiste à la détérioration des contrats de base, l'exclusion, l'anomie, et la dé-symbolisation qui induisent une violence destructrice. Cette violence est aussi celle des soignants, mais qui la subissent eux-mêmes en raison de l'absence d'un cadre de travail assez solide et sécurisant, résultant des carences voire des incohérences de la politique de santé publique.

L'individu, plus que la collectivité, est devenu responsable de la gestion de son malheur comme de son bonheur. La cohésion sociale fait problème, pas seulement pour des raisons socio-économiques, mais aussi socioculturelles et anthropologiques. De même, apporter une assistance sociale à des individualités séparées n'a pas de sens si les individus n'ont pas, d'abord, le sentiment d'appartenir à la société. Reconstruire du lien social n'est donc pas seulement une affaire sociale s'il s'agit de colmater les brèches, comme le veut le politique, en subsidiant de multiples micros projets sociaux qui portent sur des individualités, sans toucher à la source de l'exclusion. La religion ou l'Etat n'ont plus aujourd'hui cette fonction de ciment. Il faut en trouver d'autres. Dieu est mort, le Roi aussi. Pour qui le fou va-t-il dorénavant exister ? La marchandisation du secteur social a pour effet d'individualiser des problématiques sociétales et de dépolitiser les politiques sociales. Ecouter la souffrance des victimes d'inégalités sociales permet à l'action publique de mettre entre parenthèses le souci de justice sociale. Pour faire face aux inégalités, faire appel aux psys permet certes à l'Etat ou aux communes d'afficher une préoccupation publique, mais celle-ci relève toutefois de la sollicitude plutôt que de la solidarité.[100]

La souffrance sociale désigne une souffrance que la société inflige à ses membres les plus vulnérables et se réfère aux politiques de l'emploi, du logement, de l'immigration, de la solidarité. Elle résulte de rapports de forces et de l'abus de pouvoir. Dans ce sens, on peut réellement parler de violence. C'est l'expérience de cette violence qui cause la souffrance, et cette expérience ne se résume pas au vécu de la personne. Elle est faite de mémoire individuelle et collective, de représentations intimes ou médiatiques accumulées de génération en génération.

Tout traitement de la souffrance causée par la violence suppose une politique de la mémoire. Celle-ci s'appuie sur des dispositifs individuels et collectifs qui instituent une présence du passé :

- Le respect de l'état de droit suppose une application des lois.
- Les associations de victimes, ou encore des associations de familles permettent l'atténuation de cette souffrance et la recherche de solutions individuelles. Ce sont les appuis communautaires. Nous y reviendrons.
- On assiste à une médicalisation des souffrances subies. Des personnes qui ont travaillé, d'autres qui mènent une vie ordinaire se mettent à revendiquer un statut particulier, avec une réparation à la clé. Certaines de ces personnes veulent être reconnues comme personnes handicapées, d'autres comme malades mentales. Cela leur offre une identité particulière et des moyens de subsistance issus de la solidarité. Le demandeur d'asile a plus de chances d'obtenir un permis de séjour après un refus de sa demande d'asile, s'il est établi par un certificat qu'il est malade ou traumatisé.
- Les musées et mémoriaux sont la traduction culturelle de la mémoire des événements et on assiste à leur délitement progressif. Les parts réservées à la culture dans nos gouvernements n'ont jamais été aussi basses. La culture a cessé de faire partie des ciments locaux. On ne parle pas que de musées ici, mais aussi des coopératives, des maisons du peuple, des maisons de quartier, etc.

[100] Fassin D. (2004), *Des maux indicibles : sociologie des lieux d'écoute*. Paris : La Découverte, Coll. Alternatives sociales.

La solution aux blessures de « l'âme » résultant de violences sociales passe par la reconstruction ou la préservation des identités et des communautés et par la reconnaissance sociale de ces blessures.[101] Une reconstruction identitaire s'avère nécessaire.[102] Les trente dernières années sont celles où les sociétés occidentales ont confiance dans l'idée de progrès, et ne s'inquiètent guère de la perte de l'affiliation. On a parlé de domination sociale, de lutte des classes, mais pas d'exclusion ni même encore de société duale où certains exploitent d'autres. Pour le dire autrement, on évoque progressivement plutôt la précarité que la désaffiliation, les conflits sociaux plutôt que les crises. S'ébauchent divers mouvements qui inaugurent l'ère des victimes. La première dimension est sociale. Des violences jusque-là niées, oblitérées, cachées, car confinées apparemment dans la sphère privée, commencent à être reconnues comme telles : les violences faites aux femmes, aux personnes âgées, aux enfants, aux malades mentaux entrent dans la sphère publique, pour être dès lors de mieux en mieux comprises et massivement perçues pour ce qu'elles sont : des crimes. Mais, paradoxalement, ces crimes qui ostracisent deviennent aussi des crimes pour les victimes : quelle idée d'être fou ou une femme ou un malade ! La deuxième dimension est davantage culturelle ou historique et résulte des holocaustes, génocides et autres guerres. En leur nom, des pans entiers de la société se font tuer.

Dans nos pays, on n'a plus de génocide, d'extermination, mais on assiste à de nouvelles formes d'ostracisme, la première étant liée au travail. Il y a ceux qui en ont et tous les autres. L'Allemagne est encore un bon exemple où le taux d'emploi est peut-être supérieur à celui de la Belgique, mais à quel prix, celui de petits emplois précaires et mal payés. Ainsi, nos sociétés ont connu une évolution rapide des identités majoritaires : paysans et citadins, ouvriers et bourgeois, travailleurs et non travailleurs et on parle dorénavant des inclus et des exclus. Nous y reviendrons en évoquant les pathologies mentales liées à l'exclusion. Quoi qu'il en soit, il fut une époque où l'homme puis la femme existaient par leur force productive. Nous pensons que cette perte d'identité et cette perte d'utilité sociale, bien plus que la perte du statut de travailleur, sont sources de pathologies.

Une préoccupation politique aussi

En Belgique, en 1922, naissait la Ligue Nationale Belge d'Hygiène mentale avec la création des premiers dispensaires d'hygiène mentale. En 1924

---

[101] Jacques P. (2004), *Souffrance psychique et souffrance sociale*. Pensée Plurielle, Bruxelles De Boeck.

[102] Dalla Piazza S. et Garcet M. (Dir.) (2010), *Jeunes, inactifs, immigrés : une question d'identité*. Paris : L'Harmattan.

apparaît le Comité des Dames, intéressé par l'aspect hautement spécial et préventif d'actions autour d'enfants entravés dans leur évolution normale. Dès 1958, on assiste à l'augmentation du nombre de dispensaires. En 1964 naît une entreprise sociale qui deviendra progressivement très importante au sein des services ambulatoires.[103] En 1977, communautarisation oblige, on distingue la Ligue d'Hygiène Mentale de Wallonie et la Ligue d'Hygiène Mentale Bruxelloise. En 1994, la Ligue d'Hygiène Mentale de Wallonie devient la Ligue Wallonne pour la Santé Mentale. En 2003, la ligue devient l'Institut Wallon pour la Santé Mentale. Devenu le CRéSaM[104], il offre un observatoire, des activités d'appui au personnel des Services de Santé Mentale (SSM), de recherche, d'information, et de concertation, tâches menées anciennement par l'IWSM.

La Ligue Wallonne est donc enracinée depuis très longtemps dans les services ambulatoires, qui se distinguent à l'époque d'une psychiatrie presque exclusivement hospitalière. Au départ, deux idées maîtresses la définissent : engager une prise en charge d'une population tout-venant, pas nécessairement hospitalisée, et éviter l'institutionnalisation lourde, longue, coûteuse voire superflue. Actuellement la situation a changé aussi bien du côté de la santé mentale ambulatoire - les demandes de consultation en SSM ont explosé ces dernières années - que du côté des hôpitaux qui ont connu et connaissent encore un grand nombre de réformes. Pourtant les questions de fond sur la spécificité de chaque secteur et leurs possibles rencontres sont toujours bien actuelles.

La crise pétrolière de 1976 a plongé les marchés financiers et les états dans des situations difficiles. A cela, il faut ajouter les dettes accumulées par ces mêmes états durant les décennies précédentes. Cela les a engagés dans des restrictions et des rationalisations qui ont concerné différents secteurs dont le social pâtit en premier lieu. Dès 1986, la création de lits psychiatriques est bloquée. Cela a favorisé une réflexion sur une alternative nécessaire, car les soins devaient continuer, mais sous une autre forme.

Dès 1990, on assiste à la création de Maisons de Soins Psychiatriques (MSP) et d'Habitations Protégées (HP). Ces structures ont pour effet de souligner la distinction entre structures de soins hospitaliers et structures d'accompagnement médico-psycho-social. On tente d'établir ou de maintenir des ponts entre ces deux institutions par des plateformes pour un territoire donné.

Il faut cependant reconnaître que les MSP et les HP n'ont pas initié de réforme structurelle du secteur des soins. Elles sont venues se greffer au

---

[103] www.aigs.be

[104] Centre de référence en santé mentale : www.cresam.be

dispositif existant sans en ébranler les fondements. En 2010, une nouvelle phase de reconversion intervient, car, manifestement, le nombre de lits psychiatriques en Belgique reste bien trop important. Il s'agit du projet 107 censé rassembler autour du patient psychiatrique – encore une appellation – les forces vives thérapeutiques.

Le mouvement de reconversion auquel nous assistons aujourd'hui peut être perçu comme la résultante d'une série de dynamismes qui, par force, doivent converger. L'influence de la mondialisation et d'une information dorénavant facilement accessible, l'évolution de la conception de la santé mentale reposent dorénavant sur des arguments internationaux autant que nationaux. Au niveau international, l'OMS développe depuis le début des années 2000 une stratégie spécifique à la santé mentale dont on ne peut ignorer la portée. Dans son rapport de 2001, l'OMS propose une nouvelle conception qui se démarque de l'étiologie uniquement biologique ou uniquement psychodynamique qui a prévalu jusque-là. S'y ajoutent dorénavant des facteurs sociaux et psychologiques, l'ensemble formant un tout. L'OMS préconise une prise en charge communautaire qui permet aux personnes de « prendre leur destin en main », contrairement aux solutions institutionnelles (voir la technique du Développement du Pouvoir d'Agir *ci infra*).

La Déclaration sur la santé mentale pour l'Europe en 2005[105] pose la question de l'opérationnalisation des réponses pratiques à ces recommandations de l'OMS. Les initiatives prises aux niveaux nationaux résultent plus ou moins directement de cette déclaration. Certains pays y voient l'opportunité d'asseoir une politique de santé mentale. Dans d'autres, des initiatives avaient déjà été prises avant cette date. La référence à l'OMS est venue soutenir toutes les initiatives, et les doter d'une cohérence par rapport à l'évolution du secteur sur la scène internationale.

En 1990 avait donc eu lieu en Belgique une refonte de la santé mentale avec réduction de quelques lits psychiatriques et précision quant aux missions des services de santé mentale. En 1996, une restructuration progressive du secteur dans un réseau d'équipements susceptible d'offrir une gamme complète de soins dans une région déterminée est proposée. Dans cette optique, deux années plus tard, les lignes de force d'une seconde phase de reconversion orientent le secteur vers la réalisation de réseaux et circuits de soins. La loi sur les hôpitaux de 1987 avait d'ailleurs été modifiée afin d'y introduire ces concepts. Des projets thérapeutiques, des projets-pilotes relèvent de cette volonté d'expérimenter les conditions de travail en réseaux et circuits de soins selon les besoins des usagers et non des structures existantes.

---

105 http://www.euro.who.int/__data/assets/pdf_file/0009/88596/E85446.pdf

Finalement, l'expérimentation des projets thérapeutiques et de la concertation transversale est officialisée dans une note politique en mai 2005. En permettant aux professionnels d'expérimenter la concertation autour du patient, les projets thérapeutiques ont jeté des bases fort utiles au projet de réforme en cours. En effet, la concertation thérapeutique consistait à améliorer l'adéquation et la continuité des soins en réunissant, à intervalles réguliers les différents intervenants du secteur résidentiel et des services ambulatoires, du monde social ou médical et le patient, afin d'adapter sa prise en charge à l'extérieur de l'hôpital. Pour répondre à cet objectif, les professionnels autant que les services de soins ont été amenés à s'ouvrir à leur environnement réciproque. Les projets thérapeutiques ont voulu apaiser certaines résistances au changement qui n'étaient pas étrangères au cloisonnement. Par exemple, les coordinateurs thérapeutiques responsables de leur organisation ont pu développer des compétences relatives à la concertation entre professionnels et en présence du patient. Dans la pratique, cette idée généreuse a connu peu de pratiques heureuses, chaque profession restant cloisonnée.

Le 14 décembre 2009, la conférence interministérielle belge s'accorde sur un ensemble de tâches à réaliser pour entamer une réforme que nous connaissons sous le nom de « Psy 107 » et évoquée page 43. La finalité du projet est le maintien des personnes malades au sein de leur environnement et de leur tissu social par la mise en place de parcours thérapeutiques individualisés. L'opérationnalisation de ces circuits de soins suppose un réseau de collaborations entre des structures et des ressources qui vont définir un fonctionnement et des objectifs communs. La réforme en cours depuis 2011, axe actuellement la prise en charge de la personne malade dans son milieu de vie, quel qu'il soit, et veille à la continuité des soins par un travail concerté en réseau des différents acteurs concernés (y compris le malade et son entourage). La famille devient un partenaire de soin indispensable et complémentaire aux soignants. Concrètement, tous les prestataires de soins d'un même territoire, y compris les hôpitaux psychiatriques, les SSM, les HP, les MSP, sont invités à assurer cinq fonctions :

- Une fonction de prévention où on parle de promotion des soins en santé mentale, la détection précoce, le dépistage et la recherche d'un diagnostic.
- Une fonction de traitement intensif assuré à domicile par des équipes mobiles qui interviendraient dans les 48 heures d'une crise. Elles peuvent se déplacer à domicile pour prendre en charge des situations qui jusqu'ici, ne trouvaient pas de réponse quand la personne malade ne voulait pas se déplacer pour se faire soigner.
- La fonction de réhabilitation assumée par des équipes spécifiques travaille à la réinsertion sociale et à l'inclusion.

- Une fonction de traitement résidentiel est assurée dans le cadre d'unités intensives lorsque la prise en charge à domicile n'est pas possible. l'objectif est de rendre ces hospitalisations les plus adaptées et intensives possibles dans le cadre d'une prise en charge mettant l'accent sur les soins, et de rester en lien permanent avec les autres fonctions afin de garantir la continuité des soins avec l'ambulatoire et le milieu de vie de la personne.
- Une fonction de soins peut être assurée dans des milieux de vie spécifiques (par exemple une maison communautaire), quand des soins au domicile sont impossibles.

L'acronyme qui désigne la réforme renvoie à l'article 107 de la loi sur les hôpitaux. Sa spécificité est de recourir au budget traditionnellement alloué aux hôpitaux pour le financement de lits psychiatriques, et d'en réaffecter une partie à la mise en place des équipes mobiles. Autrement dit, ce sont les directions des établissements de soins psychiatriques, dont la réforme entend substantiellement modifier le rôle, qui sont invitées à se positionner comme promoteurs des nouveaux projets d'exploration.

Ainsi depuis près de 50 ans, en Belgique, les services de santé mentale ont pour vocation première, de prévenir les hospitalisations psychiatriques. Les missions ont évidemment fortement évolué au gré des circonstances sociales. Celles-ci sont dorénavant les suivantes (art. 3 du décret du 03.04.2009) :
- L'accueil de la demande relative aux difficultés psychiques ou psychologiques.
- L'organisation d'une réponse, selon les ressources disponibles et les particularités de la demande, en posant un diagnostic et en instaurant un traitement, selon les situations psychiatrique, psychothérapeutique ou psychosociale.
- L'organisation accessoirement des activités au bénéfice d'autres professionnels en vue d'améliorer la qualité de leurs prestations, sous la forme d'information, de supervision ou de formation, et la réalisation d'expertises, liées à leurs activités de dispense des soins.

Comme on le voit, toutes les actions communautaires et préventives sont absentes de ces missions, à cause d'une clé de répartition particulière parmi les nombreux ministères belges. En 2015, quelques changements pourraient intervenir.

La plupart des Services de Santé Mentale s'adressent à tout public sur leur territoire. Certains peuvent toutefois se spécialiser ou développer des initiatives spécifiques ou des clubs thérapeutiques.

Ces services ciblent donc uniquement des difficultés dans le domaine psychologique et social. Pourtant, la direction médicale reste assurée par un psychiatre. Mais depuis de nombreuses années, une direction administrative s'y est adjointe. Par ailleurs, on y distingue « psychique » et « psychologique », cette distinction n'étant pas définie.

Enfin, si la mission de départ concerne essentiellement les personnes avec maladie mentale, la notion a fortement évolué. Tout le monde est dorénavant concerné. Au moindre souci personnel, de santé physique, sociale ou relationnelle, une consultation est possible. Cet élargissement de la clientèle a des conséquences importantes sur le nombre d'abord, mais aussi sur la diversité nécessaire des offres de service. Cette omniprésence et cet universalisme du médico-psycho-social dans l'abord des problèmes de vie rendent les clients dépendants de forces extérieures à eux et ce phénomène ne peut exclure une réelle volonté politique de contrôle social. Par ailleurs, le temps disponible pour s'occuper de malades psychiatriques graves s'en trouve fortement réduit. Heureusement, si l'on peut dire, ils ne sont pas très nombreux à consulter.

Le décret du 3 avril 2009 permet, en complément des missions principales décrites plus haut, de créer un club thérapeutique constitué d'un lieu d'accueil et d'activités ayant pour objectif de permettre à des usagers souffrant de troubles psychiatriques ou psychologiques sévères ou chroniques, de se stabiliser au fil du temps ou d'accéder aux soins. (Art. 4) Ces missions prioritaires sont complétées par des actions d'expertise, d'orientation et de formation.

Les missions du service de santé mentale s'exercent dans le cadre d'un plan d'action, désigné sous le terme de « projet de service de santé mentale » ou PSSM. Le projet de service de santé mentale est centré prioritairement sur l'usager. Il se compose des parties suivantes :
- l'environnement du service de santé mentale en termes territorial et institutionnel ;
- l'organisation générale du service de santé mentale détaillée pour chacune des missions ;
- les objectifs ;
- les actions découlant des objectifs ;
- l'évaluation sous forme d'indicateurs quantitatifs ou qualitatifs ;
- des indicateurs de l'écart entre les objectifs et les actions mises en œuvre.

Les 65 services de santé mentale agréés en Wallonie sont le plus souvent généralistes. Un SSM agréé peut développer un club thérapeutique, comme signalé, ou des initiatives spécifiques (par exemple pour les problématiques d'assuétudes, la guidance et le traitement d'auteurs d'infractions à caractère sexuel AICS, les personnes âgées, la petite enfance, les situations d'exil...). Celles-ci sont au nombre de 30 dans la Région. Le travail du service de santé mentale repose sur une équipe pluridisciplinaire qui assure les fonctions psychiatrique, psychologique, sociale, d'accueil et de secrétariat. Selon le projet défini par le service, d'autres disciplines peuvent également compléter l'équipe de base (orthophoniste ou infirmier, par exemple). Le travail du service de santé mentale s'inscrit dans un réseau et s'organise en collaboration avec de nombreux partenaires provenant des champs psychiatrique, psycho-médico-social, judiciaire. Par réseau, le décret entend « l'ensemble des professionnels, quel que soit leur secteur d'activités, ou non professionnels qui interviennent de façon simultanée ou successive au bénéfice de l'usager ou d'une situation, dans un partenariat effectif définissant un fonctionnement, une finalité et des objectifs communs » (Article 552 §1 du Code). En pratique, tout le monde (une personne en souffrance, un proche, un professionnel) peut s'adresser au SSM pour toute demande (aide, conseil, soutien, traitement). Les services sont ouverts du lundi au vendredi de 9 à 18 H et les consultations se font généralement sur rendez-vous, habituellement dans les locaux du service pour un tarif modéré, mais des actions à domicile ou d'autres lieux sont possibles. Horaires, déplacements et tarifs ne peuvent toutefois constituer un obstacle à la consultation et le SSM cherche des solutions chaque fois que c'est possible pour veiller à l'accessibilité des soins.

A l'AIGS[106], dans les services de santé mentale généralistes, 5.080 personnes ont consulté au cours de l'année 2013. Parmi celles-ci figurent environ un tiers d'enfants et deux tiers d'adultes. La fréquentation moyenne mensuelle pour les SSM est de 1.641 personnes en 2013 et 526 demandes sur un total de 5.606 n'ont pas abouti, soit environ 10 %.

Les propos qui suivent proviennent d'une expérience de plusieurs décennies et de réflexions des collègues dans un de ces services de santé mentale. A chaque réunion d'équipe, le mercredi matin, des questions fusent de toutes parts. Que veut vraiment ce consultant ? Où se situe sa demande ? Qu'en est-il de ses besoins ? Pourquoi n'active-t-il pas son réseau social ? Que faire pour donner une dimension sociale à sa demande ? Quels sont les leviers utiles à toute modification de son adaptation ? D'autres questions encore s'inscrivent plus dans le contexte environnemental global.

[106] www.aigs.be - importante entreprise sociale occupant plus de 700 travailleurs dans une centaine de services extrahospitaliers de la région liégeoise à l'est de la Belgique.

LA SANTE MENTALE DANS DIVERS PAYS FRANCOPHONES

Au niveau mondial, l'OMS considère que cinq des dix pathologies les plus préoccupantes au XXIe siècle concernent la psychiatrie : schizophrénie, troubles bipolaires, addictions, dépression et troubles obsessionnels compulsifs. De plus, les troubles psychiatriques sont généralement associés à une forte mortalité. Ils sont responsables de la majeure partie de la mortalité par suicide (10.500 morts en France en 2006), de handicaps et d'incapacités lourdes ainsi que d'une qualité de vie détériorée pour les personnes atteintes et leurs proches. Les troubles mentaux génèrent de l'exclusion. Un tiers des personnes sans abri souffre de troubles psychiques graves (Enquête Samenta, Observatoire du Samu Social, 2011). Les troubles mentaux génèrent des coûts économiques importants, en raison par exemple d'une moindre productivité dans les entreprises, d'une participation à l'emploi plus faible et des coûts supportés par les individus, les familles et les communautés qui y sont confrontés (Conseil sur le pacte européen pour la santé mentale, 2011). Les coûts collatéraux liés à la perte de production et la perte de qualité de vie atteindraient près de 80 milliards d'euros (Enquête URCeco Ile de France, CREDES pour la fondation FondaMental). Ces pathologies sont l'une des premières causes d'invalidité et d'arrêts maladie de longue durée. Enfin, les troubles mentaux nous posent collectivement la question de la protection des individus et de la société dans son ensemble lorsque l'expression de la pathologie ne permet plus le discernement.[107]

En *France*, la santé mentale comporte trois dimensions :

- La santé mentale positive s'intéresse à l'ensemble des déterminants de santé mentale conduisant à améliorer l'épanouissement personnel.
- La détresse psychologique réactionnelle correspond aux situations éprouvantes et aux difficultés existentielles.
- Les troubles psychiatriques se réfèrent à des classifications diagnostiques renvoyant à des critères, à des actions thérapeutiques ciblées et qui correspondent à des troubles de durée variable plus ou moins sévères et handicapants.

Dans ce sens, les actions prévues sont autant de prévention et de promotion de la santé que de soins ou de réhabilitation ou d'accompagnement. Dans certains cas de maladie mentale, il s'agit même d'un véritable handicap psychique. Constitue un handicap, au sens de la loi de 2005 en France, toute limitation d'activité ou restriction de participation à la vie en société subie dans son environnement par une personne en raison d'une altération substantielle, durable ou définitive d'une ou plusieurs fonctions physiques, sensorielles, mentales, cognitives ou psychiques, d'un polyhandicap ou d'un

---

[107] http://www.sante.gouv.fr/IMG/pdf/Plan_Psychiatrie_et_Sante_Mentale_2011-2015.pdf

trouble de santé invalidant. Cette loi prend donc pour la première fois en compte le handicap lié aux troubles psychiques, c'est-à-dire qu'elle en reconnaît l'aspect individuel avec le « mental » pour cause. Il y a dès lors droit à compensation, c'est-à-dire que la société doit apporter à chaque personne des soutiens proportionnés et individualisés. Le but ultime de ces aides serait de permettre à l'individu de vivre en société et d'exercer des rôles citoyens.

Au *Québec*, la santé mentale est un mouvement constant, une recherche d'équilibre entre différents aspects de la vie : physique, mental, spirituel et émotionnel. Elle est influencée par les conditions de vie, les valeurs collectives dominantes ainsi que les valeurs propres à chaque personne. Elle est donc à la fois une responsabilité collective et individuelle. Il est important de spécifier que la santé mentale est plus que l'absence de maladie. En ce sens, une personne peut vivre avec une maladie mentale et avoir un bien-être mental qui pourrait se refléter à travers des relations satisfaisantes ou un emploi épanouissant ![108]

L'équipe de santé mentale de première ligne en CSSS (Centre de santé et de services sociaux) est ancrée dans un territoire. Son action se situe en continuité avec les services de première ligne et s'adresse aux personnes dont le trouble mental ne peut être traité à ce niveau, à celles qui n'ont pas de médecin omnipraticien ou de pédiatre et aux personnes ayant des troubles mentaux graves, mais dont la condition est stabilisée. L'équipe de santé mentale de première ligne est la voie d'accès privilégiée aux services de deuxième et de troisième ligne.
Son action consiste à :

- participer à des activités d'information, de promotion et de prévention en santé mentale ;
- traiter certaines personnes dirigées vers l'équipe ;
- contribuer à la formation des ressources de première ligne de son territoire et faciliter ainsi la poursuite du traitement par celles-ci ;
- assurer des services d'intégration sociale à l'intention des personnes ayant des troubles mentaux graves stabilisés.

Le guichet d'accès est le lieu où s'effectue l'évaluation des patients par l'équipe de première ligne. Les professionnels travaillant au guichet d'accès ont pour mandat de déterminer si les personnes qui s'y présentent ou qui y sont dirigées devraient retourner dans les services généraux ou les services de première ligne d'où elles arrivent (dans ce cas, certains conseils pourraient être prodigués aux intervenants qui les ont dirigés), si elles bénéficieraient plus avantageusement des services de l'équipe de première

[108] http://www.acsm.qc.ca/sante-mentale/definition

ligne de santé mentale ou si elles doivent rapidement accéder aux services de deuxième ligne. A la différence d'un module d'évaluation d'une liaison, le guichet d'accès fait partie des services de première ligne :

- Première ligne : ces services sont universellement accessibles et servent à promouvoir la santé, à prévenir les maladies et à offrir des services diagnostics, curatifs et de réadaptation à toute la population. Ces services visent à répondre à des problèmes de santé ou à des problèmes sociaux usuels et variés et doivent être offerts près des milieux de vie des personnes. Les services de première ligne en santé mentale sont de deux ordres : des services généraux offerts à toute la population et des services de première ligne spécialement destinés à la santé mentale.
- Deuxième ligne : les patients y sont orientés par la première ligne ; il s'agit d'hôpitaux généraux avec lits psychiatriques et de certains organismes communautaires.
- Troisième ligne : les hôpitaux psychiatriques.

En *Suisse*, la question est posée en ces termes, car la nouvelle « bible » de la classification psychiatrique (DSM-5) aurait tendance à élargir la notion de trouble psychiatrique : « sommes-nous tous fous ? ». Où est la limite entre timidité et phobie sociale, entre habitude et addiction, entre tristesse et dépression ? Quand faut-il consulter et prendre des médicaments ? Où se situe la frontière entre la normalité et la folie[109] ?

La santé mentale peut être définie comme le résultat de l'interaction de facteurs complexes de trois ordres : les facteurs biologiques, relatifs aux caractéristiques génétiques et physiologiques de la personne, les facteurs psychologiques, liés aux aspects cognitifs, affectifs et relationnels, et les facteurs contextuels, qui ont trait aux relations entre la personne et son environnement. Ces facteurs évoluent et s'intègrent de façon dynamique chez la personne. La santé mentale est donc influencée par de multiples conditions interdépendantes comme, par exemple, les conditions économiques, sociales, culturelles, environnementales et politiques.

Si on reprend la prévalence des principaux troubles mentaux dans la population adulte suisse (20 à 65 ans), on retrouve :

- Troubles anxieux (phobiques, post-traumatiques, etc.) : 15 % de la population ;
- Dépression : 5 % à 10 % de la population concernée ;
- Schizophrénie : 0,25 % à 0,53 % de la population ;
- Déficience intellectuelle: 3 % de la population.[110]

---

109 www.rts.ch

110 Source : Public Health Approach on Mental Health in Europe, 2000.

On remarque à nouveau la confusion possible entre maladie mentale et handicap mental. Cette assimilation induit qu'une faiblesse intellectuelle serait d'office associée à des troubles psychiatriques, ce qui est très loin d'être le cas. Cette association extrêmement fréquente et l'idée d'une hypersexualité de ces déficients constituent des mythes pseudo-scientifiques.

POUR UN CONCEPT DE SANTE GLOBALE

Finalement, comme dans la première partie consacrée à la notion de folie, le concept de santé et encore plus celui de santé mentale restent très flous. Chacun en devine l'essence et personne n'arrive à une clarification consensuelle.

Nous proposons ici un concept de santé mentale organisé selon deux critères : la complétude et la globalité. Afin de fixer nos idées pour la suite de la réflexion, nous proposons donc de définir la *santé complète* comme : « un état précaire d'équilibre dans les différentes fonctions physiologiques qui les réduisent au silence ». Même si certains aspects (respiration, cœur, élimination, etc.) ne fonctionnent pas parfaitement, l'équilibre est suffisant pour une vie globalement adaptative de l'individu.

Dans le même sens existerait une notion de *santé partielle* où : « l'état précaire d'équilibre serait rompu, mais dans une dimension et une importance qui n'altèrent que peu le fonctionnement individuel dans le quotidien ». Ce quotidien traduit la manière habituelle de fonctionner de l'individu, qu'il s'agisse de vie conjugale, familiale, sociale ou politique (citoyenne).

Enfin, une troisième dimension apparaît dans « une rupture importante de cet équilibre » et il s'agit alors de la notion de *mauvaise santé* où l'individu ne peut plus exercer de fonction sociale et politique. Il en est réduit à une vie quotidienne restreinte voire dépendante.

Par exemple, une fonction rénale déficiente entraîne la nécessité d'une dialyse trois fois par semaine. La santé n'est certes pas complète. Elle est partielle, mais elle n'empêche pas l'individu de « travailler » ou de s'activer, selon des critères antérieurs : tenir une maison, travailler à l'extérieur, entretenir son jardin. Cela n'a rien à voir avec son statut de travailleur, de femme au foyer ou encore de chômeur.

Si ces définitions permettent de prendre en compte la dimension partielle de la santé, encore faut-il la définir dans ses 3 dimensions : physique – sociale – mentale. Ce concept de *santé totale* n'est certes pas nouveau, mais cette présentation délimite des sortes de frontières entre les trois aspects. Il n'en est évidemment rien. Le concept de santé reste global et il est inutile de vouloir en séparer les éléments, sinon à titre didactique. Il n'y a pas de mental sans physique et il n'y a pas de vie sociale sans le physique et le mental. C'est comme si on voulait classer les humains selon des critères extrinsèques.

CONCLUSION DE LA DEUXIEME PARTIE

La santé reste un concept aussi flou que celui de la folie et nous avons voulu mettre en exergue l'idée d'un continuum, allant d'une santé globale totale à une absence totale de santé en passant par de multiples états intermédiaires. Ce vocable ne convient pas, car la santé est un mécanisme dynamique qui tente à maintenir en vie un organisme. La lutte pour cette survie est naturelle grâce aux défenses de diverses natures, mais l'homme a créé des moyens artificiels de sauvegarde : médicaments, chirurgie, prévention, etc. Cela lui permet ainsi de reculer sans cesse les frontières de la mort par le maintien d'un équilibre interne de chaque individu.

La santé mentale devient, au XXIe siècle, une des premières préoccupations de santé publique. Si le coût en est très important, la souffrance personnelle et sociale en est bien plus importante encore. Nos pays mettent en place des politiques pour y faire face, mais avec des moyens limités. Ce n'est pas une priorité partout. De plus, s'il s'agit de faire mieux, c'est en ajoutant des services à un tissu existant, avec ses règles et son histoire, ses priorités et ses habitudes. Le tissu sanitaire s'étend, mais le fait-il d'une façon judicieuse ?

Nous verrons dans la 3e partie quel sort on peut réserver à la folie d'un autre âge, face aux neurosciences, à la génétique et aux approches processuelles. Nous verrons surtout quels nouveaux paradigmes sont nécessaires pour vivre avec elle.

PARTIE III : FOLIE ET SANTE MENTALE

PLAN D'ACTION POUR LA SANTE MENTALE

Le plan de l'OMS évoqué dans la partie précédente concerne les années 2013-2020. Pour rappel, on y définit les problèmes psychiatriques comme… « des troubles mentaux et des troubles du comportement », selon la Classification Internationale des Maladies, 10e version.[111] Cette quasi tautologie signe le malaise qui existe depuis toujours et la dichotomie qu'on a tous tendance à faire entre corps et esprit. On tente cependant une extension des termes par les « troubles comportementaux ». Cela est censé concerner toutes les pathologies « mentales », celles de l'esprit et de l'âme. Cela concerne autant les anciennes maladies mentales que l'autisme et la déficience intellectuelle, que les assuétudes ou l'épilepsie. Un lien évident est fait entre ces pathologies par des conduites pathologiques et l'environnement. Le rapport évoque d'ailleurs des situations où les vulnérabilités individuelles trouvent un terreau pour l'émergence des troubles.

Pour rappel, la santé mentale concerne la capacité de tout individu à se réaliser, à faire face au stress, à accomplir un travail productif, à contribuer à la vie de sa communauté. Ces termes généralistes – et ils ne peuvent que l'être – expriment deux plans :

- le plan individuel : se réaliser ou être soi (cf. section précédente) et faire face aux stress de la vie quand il y a modification de l'environnement ;
- le plan social : se réaliser comme citoyen actif et participer à la société et aux forces productives.

Si on devait s'en tenir à cette définition, bien peu d'entre nous aurions une bonne santé mentale et ne parlons pas des cohortes de chômeurs, d'assistés sociaux, de laissés-pour-compte, de personnes sous le seuil de pauvreté, etc.

D'ailleurs, le même rapport évoque ces situations de marginalisation sociale comme facteurs de risque de mauvaise santé mentale et même de troubles mentaux. On y retrouve tous les groupes sociaux distincts de la norme sociale : personnes âgées, homosexuels ou transgenres, victimes de traumatismes liés à des conflits locaux, adolescents, nourrissons délaissés, etc. En fait, sont évoqués ici tous les groupes minoritaires. On peut estimer que tous ces groupes cumulés constituent une bonne part de la société. Ne

[111] CIM-10 : source OMS, code F. La CIM-11 devrait voir le jour en 2017, une version à l'essai existant déjà.

seraient donc plus sains d'esprit que quelques rares citoyens d'âge moyen, actifs sur le plan professionnel et social.

Pour Quételet[112], l'homme moyen est celui qui concentre toutes les caractéristiques moyennes, au sens statistique, des individus composant la société. En ce sens, cet idéal type représente l'individu le plus conforme qui soit, et donc le moins déviant possible. Au contraire, plus un individu s'éloigne de cet « homme moyen », et plus il sera considéré comme déviant. Cette théorie ressemble à une alternative dans la mesure où elle explique la conformité par la capacité des individus à s'adapter à un milieu spécifique. Elle semble donc évolutionniste, et préfigure les théories sociales qui s'inspirent du darwinisme social. Elle peut cependant vite dévier vers un aspect moral où la moyenne permettrait aux qualités de devenir des vertus. Ainsi, cette considération, dont nous ne sommes pas loin dans notre appréhension de la maladie mentale à notre époque encore, nous permet d'imaginer un continuum des conduites de l'homme. Il y aurait une zone centrale qui regroupe les hommes moyens.

Avec *National Geographic*[113], précisons les choses :

Sexe : masculin. Age : 28 ans. Origine : Chine... Le magazine s'est prêté à un exercice statistique en allant chercher les dénominateurs les plus communs aux 7 milliards d'êtres humains qui peuplent la Terre. Pour y parvenir, ils ont d'abord compilé les caractéristiques moyennes à l'espèce humaine (sexe, âge, revenus, habitudes quotidiennes, etc.). Puis ils ont dressé un portrait-robot de l'humain type en superposant 190 000 photos prises au cours des dix dernières années. Le résultat est celui d'un jeune homme asiatique. Droitier, comme une majorité de personnes à travers le monde, il gagne moins de 8.597 € par an (961 € par mois), possède un téléphone mobile, mais pas de compte bancaire. Cet homme « moyen » peut espérer vivre jusqu'à l'âge de 69 ans et habite, comme plus de la moitié de la planète, dans une zone urbaine. La notion de représentativité est évidemment toute relative. Que d'écart, par exemple, entre la taille moyenne d'un Péruvien (1,62 m) ou d'un Chinois (1,65 m), et un Hollandais qui culmine en moyenne à 1,80 m ! Et si, au Japon, une femme a une espérance de vie de 86 ans et jusqu'à 84,8 ans en France, une Afghane, elle, plafonne à seulement 45 ans. Les habitudes de consommation sont également pointées du doigt. Un américain consomme ainsi 2.842 m^3 d'eau par an. Dans certaines régions

[112] Quételet A. (1835), *Sur l'homme et le développement de ses facultés ou Essai de physique sociale*. Paris : Bachelier.
[113] National Geographic, 2011, The most typical man : http://ngm.nationalgeographic.com/2011/03/age-of-man/face-interactive

d'Inde, on se contente de seulement 71 m^3, que les femmes mettent parfois plusieurs heures à aller puiser.

Ce détour met en exergue la notion toute relative des moyennes humaines, de la norme et des écarts, même s'il s'agit d'écarts-types.

Quoi qu'il en soit, il nous faut faire avec les concepts en vogue et considérer que le trouble mental (ou la maladie mentale ?) engendre de la pauvreté et des problèmes de santé accrus. Cela a des répercussions sur l'organisation des soins de santé. Dans les pays à PIB faible, seulement un quart de la population atteinte recevrait des soins adéquats, contre la moitié dans les pays à haut revenu. En dehors des critères pour classer les pays, on retrouve le même flou : de quels soins s'agit-il et pour qui ? Les critères les plus significatifs concernent le nombre de psychiatres et de services dits de santé mentale. Mais là, on se situe au niveau des « maladies mentales » ou « psychoses », bien plus rares. Bref, le flou reste complet. Tout se mélange, car on ne sait qui est fou et qui ne l'est pas, de qui s'occupe les psys et les services sociaux.

Autrement dit, les soins médicaux spécialisés sont-ils suffisants pour soigner les vrais fous, les déraisonnables ? Les autres désadaptés nécessitent-ils autant de soins ou autres services d'aide ?

Le plan d'action globale pour la santé mentale de l'OMS propose une santé mentale pour tous à travers 6 approches et principes transversaux :

- Couverture sanitaire universelle et donc la santé mentale pour tous ;
- Respect des droits de l'homme ;
- Pratiques fondées sur les données factuelles, scientifiques et en tenant compte de considérations culturelles ;
- Approche portant sur toute la durée de la vie ;
- Approche multisectorielle et de partenariat ;
- Autonomisation des personnes souffrant de troubles mentaux et de handicaps psychosociaux.

Rien à dire sur le caractère humaniste de ces mesures proposées pour les années à venir. On y remarque surtout le glissement de sens – à nouveau – entre personnes souffrant de troubles mentaux et personnes souffrant de troubles psychosociaux, sans qu'on définisse ces deux entités. On suppose que cette dernière catégorie concerne les pauvres, les assistés et les laissés-pour-compte.

Quoi qu'il en soit, il y a véritablement une tentative pour inciter les états à s'occuper de leurs fous, de leurs indigents et cela d'une manière rigoureuse et qui tienne compte de notions culturelles. Autrement dit, on peut soigner ces personnes différemment d'un pays à l'autre. Ce flou à propos des actions de santé mentale résulte bien entendu de la conception elle-même floue de la folie. Elle résulte également de mutations des populations au cours des décennies. On se situe ici au niveau sociétal, car les inadaptations sociales liées aux états mentaux changent au gré des conditions de vie.

La génération silencieuse est née entre 1925 et 1944. Elle a grandi entre la période de la grande dépression de 1929 et la deuxième guerre mondiale. Elle est réputée travailler dur et ne pas être revendicatrice. D'autres traits caractérisent cette génération comme le fatalisme et le conventionnel.

Les Baby-boomers, nés entre 1945 et 1960, ont profité d'une croissance économique sans précédent et du plein emploi. Elle est souvent le symbole de la libéralisation sexuelle (hippies) et la crise de mai 68. Elle a initié de nombreuses contestations face au modèle socio-économique de l'époque. Elle a modifié le système de valeurs, qui prônait l'oubli de soi et la contribution au bien commun, pour aller vers un système centré sur l'estime de soi et la carrière. La société de consommation est devenue un modèle de société et la réussite sociale est mise en valeur. Cette génération se caractérise par la recherche d'une réussite professionnelle, un attrait pour l'expression collective et une vision positive de l'avenir. Ils manifestent un grand respect pour les institutions et l'autorité. On y trouve de nombreux idéalistes.

La Génération X ou sandwich, née entre 1961 et 1989, est celle de l'effondrement de la natalité. Elle se situe dans une période de transition sociale, entre le déclin de l'impérialisme colonial, la seconde crise pétrolière de 1978 et quelques années plus tard la chute du mur de Berlin qui met fin à la guerre froide. C'est une génération qui cherche ses repères en permanence. De nature pessimiste, dans un climat tendu de guerre froide, cette génération a bénéficié des nombreuses avancées technologiques, notamment dans l'électroménager, les télécommunications et dans la chimie (disponibilité de la pilule contraceptive pour les femmes). Elle a connu la fin d'une période d'abondance (les 30 Glorieuses en France) et les débuts du chômage avec toutes ses conséquences difficiles pour la société, notamment la précarité. Le sida a fait son apparition et la catastrophe de Tchernobyl a mis un terme à l'idée d'un progrès bienfaiteur. Cette période est d'ailleurs très prolifique en terme de culture et donne naissance à la musique punk, grunge ou encore au rock alternatif. Ses membres savent qu'ils ne pourront pas vivre mieux que leurs parents. Ils font les frais des premiers divorces, ce qui pourrait s'expliquer par la priorité donnée par leurs parents à leur carrière. Le futur est difficile à entrevoir pour cette génération que l'on dit sacrifiée. Par ailleurs, les X contestent l'idée que l'autorité de l'adulte est par nature légitime, ce qui les différencie de leurs parents et surtout grands-parents.

La génération Y est née entre les années 1970 et la fin du siècle. Ils n'ont pas connu la guerre froide et les menaces d'apocalypse. Ils n'ont pas connu non plus un monde sans sida. Ils sont suffisamment jeunes pour avoir intégré l'informatique, la téléphonie mobile et la photo numérique ou encore le GPS. Ils sont également nés avec l'intérêt pour l'écologie et l'annonce de nouvelles catastrophes. Le jeu vidéo est devenu pour eux banal et certains adultes en sont devenus dépendants. A l'heure actuelle, ils représentent 40 % des actifs dans nos pays francophones.

Enfin, la Génération Z (née à la fin du XXe siècle et à l'aube du XXIe siècle) donne des adolescents champions de vitesse de frappe sur leur téléphone. On l'appelle également génération silencieuse à l'instar de leurs grands-parents. Cette génération a toujours connu les nouvelles technologies de l'information et de la communication. Les élèves de l'école primaire, pour la plupart, disposent d'un portable et d'une adresse mail. Les Z sont nés avec le World Wide Web et sont hyper-connectés. Leur présence virtuelle sur le Web 2.0 fait partie de leur vie. Ils baignent quotidiennement dans les réseaux sociaux, les blogs, les infos en ligne et les sites de partage de vidéos. Ils accordent souvent plus de confiance à ces médias dits récents qu'aux traditionnels, qu'ils jugent facilement manipulables. Ceux qui ont un téléphone portable, quasi tous, ne peuvent s'en séparer puisque cela les relie au monde. Cela leur vaut le surnom de la génération du pouce. Chaque adolescent envoie en moyenne chaque jour une centaine de sms. Par ailleurs, leur intérêt et leur confiance pour les institutions sont faibles, voire inexistants. Les premiers membres de cette génération sont dans l'enseignement secondaire. Ainsi on ne sait pas encore comment les Z se comporteront en entreprise. On peut néanmoins émettre l'hypothèse que leur intégration fera couler beaucoup d'encre, si on regarde déjà les difficultés actuelles qu'ont les entreprises à intégrer et manager la génération Y.[114]

Finalement, on pourrait schématiser ainsi cette succession des générations :
1925-1945 : génération silencieuse ;
1945-1960 : baby-boomers axé sur le DEVOIR (travail, famille) ;
1960-1980 : génération X axée sur l'AVOIR (travail, statut, famille) ;
1980-1995 : génération Y axée sur le VIVRE (équilibre entre vie privée et vie professionnelle) ;
1995- … : génération Z axée sur la socialisation (partage, lien).

[114] http://observatoire-des-generations.blogspot.be/2008/01/baby-boomers-vs-x-y.html

Cette évolution engage évidemment vers de nouveaux modes d'inadaptation, comme l'assuétude aux jeux vidéos, comme la déscolarisation, comme l'art urbain, ou encore les conflits avec toute forme d'autorité.

NOUVEAUX ASPECTS DE LA FOLIE

La folie évolue donc au gré de ces modifications. La folie est sociale. Elle est aussi mentale, comme l'ont pensé pendant des millénaires de nombreux penseurs.

On sait ainsi depuis l'Antiquité que la folie est une maladie de l'âme. Les philosophes ont d'abord spéculé sur la cosmologie, c'est-à-dire la place de l'homme dans l'univers. Dès le –Ve siècle, ils s'attardent sur l'homme, son corps et ses maladies. Toutes ces spéculations *princeps* postulent l'existence d'un lien entre maladie et âme, que le philosophe soit moniste ou dualiste. Le moniste associe étroitement mais sépare l'âme et le corps à l'instar de Platon. Pour Aristote et les stoïciens, une seule âme existe dans le cœur et débute ainsi le matérialisme, qui sera contesté durant de très nombreux siècles par le catholicisme. Partout dans le monde oriental, le monisme prévaut, tandis qu'en Occident, c'est le dualisme.

Il y a un principe fondateur, initiateur qu'on appelle âme ou souffle de vie. Et il y a ses manifestations dans un corps sensible à l'environnement. A ce niveau, apparaît progressivement le concept de conscience. C'est l'éveil au monde et une traduction uniforme de l'être à travers le temps et les lieux.

On n'évoque cependant que très récemment le lieu commun entre nous et l'environnement : le cerveau. C'est en fait la seule entité biologique qui sous-tend notre subjectivisme dans l'être soi, nos capacités d'adaptation à notre environnement et dans nos relations sociales. Le cerveau est un ordinateur extrêmement puissant. Il ordonne, trie, classe, sélectionne, car chacune de nos secondes de vie entraîne un réaménagement d'un réseau neuronal complexe. Cette vie complexe a reculé les bases de l'adaptation.

Plusieurs hypothèses pouvant avoir agi de concert ont été émises pour expliquer l'origine de notre expansion cérébrale : la fabrication d'outils (car elle nécessite précision motrice, mémoire et planification) ; la chasse (suivre et prédire le parcours du gibier est facilité par la mémoire fournie par un gros cerveau) ; les règles sociales complexes (un plus gros cerveau aide à assimiler des conduites sociales complexes) ; le langage (il s'agirait d'une adaptation survenue très tôt chez les hominidés). En ce qui concerne le langage, l'aire de Broca apparaît chez les australopithèques. Celle de Wernicke plus tard chez Homo habilis. Mais l'expansion cérébrale est venue avec Homo erectus, notre ancêtre direct.

En parallèle, la station debout progressive a modifié l'architecture cérébrale et permis des expansions vers le haut, tandis que le regard devenait horizontal et que les mains se libéraient. La bipédie a en effet entraîné la libération de la main, la descente du larynx, mais aussi le raccourcissement du bassin de la femme dont le canal pelvien devint alors trop étroit par rapport au volume du cerveau du nouveau-né. Ceci entraîna le déclenchement prématuré de l'accouchement du bébé humain avant la maturité complète de son cerveau. C'est à ce cerveau immature à la naissance que l'homme doit son exceptionnelle capacité d'apprentissage.

En moins de 7 millions d'années, les hominidés (Toumaï en premier) se sont diversifiés et ont envahi la planète. L'épopée des dinosaures a duré 170 millions d'années pour plus de 1.000 espèces. Leur fragilité était importante, car à cause de leur masse, ils n'ont pu résister à la raréfaction de la nourriture végétale suite au grand cataclysme voici 65 millions d'années.

Le cerveau et la folie

Un petit détour par cet organe singulier devient nécessaire à notre propos.

Le cerveau est un organe dynamique. Il change à chaque instant la configuration des zones activées. De nouveaux apprentissages s'impriment dans plusieurs circuits et plusieurs neurones déchargent ensemble : ils se lient ainsi pour créer une histoire locale. Cette jeune association va se répéter et devenir une sorte d'habitude liée à des comportements adaptatifs. La potentialisation à long terme est parallèle aux apprentissages (mémoire à long terme). C'est un processus par lequel la taille d'une réaction neuronale augmente après une stimulation. C'est un processus spécifique qui concerne des zones dendritiques et pas nécessairement des neurones entiers. Ainsi, le cerveau peut retenir des petits morceaux d'informations spécifiques et les associer à un ensemble plus vaste.

Un autre mécanisme intervient : la notion de période critique permet aussi de comprendre que certains neurones ne peuvent être activés qu'à certains moments du développement. La construction du réseau cérébral dépend aussi de l'activité (quantité, qualité, associations). On a l'exemple de l'apprentissage de sons d'une langue étrangère après la petite enfance. Plus précisément, des activités psychologiques, cognitives, des expériences de vie peuvent modifier l'alignement cellulaire, le nombre, le type et la grandeur des dendrites, le positionnement de synapses, les concentrations de messagers chimiques. Il ne faut cependant pas comprendre cette période critique comme celle des animaux. La naissance prématurée du bébé humain lui donne une plasticité cérébrale immense et cette imprégnation d'une configuration neuronale en relation avec une séquence comportementale n'intervient qu'avec un nombre important de répétitions ou un contexte particulièrement traumatique.

Ainsi, on peut dire que le cerveau sécrète la folie par deux mécanismes : le premier consiste à emmagasiner des expériences de vie traumatiques et le second à les associer à une biologie particulière à chaque individu.

Chacun de nous devient ainsi une personne différente parce que nous sommes le résultat d'expériences de vie différentes, tant sur le plan physique que sur le plan psychologique. L'essentiel ici est de ne pas faire une hiérarchie : certaines situations ou certaines émotions ne sont pas seules en cause. Il s'agit également de tenir compte des accidents, de l'alimentation, des toxines, des relations sociales ou duelles, et de bien d'autres facteurs.

Cette différenciation résulte aussi de la spécialisation de zones cérébrales. Le cerveau est délimité par des zones (lobes notamment) spécialisées dans une certaine mesure au niveau des afférences, des efférences ou au niveau des associations. Le lobe frontal, en particulier, est le siège des fonctions exécutives : élaboration de projets, décision, mémoire, jugements moraux, pensées abstraites, mais on a aussi :

- Le corps calleux pour les associations ;
- L'hippocampe pour la mémoire ;
- L'amygdale pour les émotions et la mémoire ;
- Le système limbique pour l'appétit, les émotions et la mémoire ;
- Le noyau accumbens pour la régulation émotionnelle ;
- Les autres noyaux de la base pour la régulation motrice et émotionnelle ;
- Le cervelet pour la coordination du mouvement, de la pensée et des émotions ;
- Le thalamus comme filtre ou commutateur central ;
- L'hypothalamus comme régulateur hormonal ;
- Le gyrus cingulaire sous le corps calleux pour l'attention ;
- Etc.

Une des caractéristiques de la folie est la non-conscience des troubles. C'est encore une fois le cerveau seul qui génère la conscience. Il en existe de nombreuses définitions : éveil, reconnaissance de la frontière entre soi et autrui, introspection, conceptualisation des expériences de vie, et bien d'autres. Il n'est pas le propos ici d'en faire l'historique. Les circuits nerveux sont complexes et mal connus. C'est pourtant là un des centres du débat, notamment par le fait que le fou ne sait pas qu'il est fou. Il n'en a pas conscience. On parle alors d'anosognosie, de cette incapacité d'origine neurologique de reconnaître les signes d'une maladie dont on est atteint. On la retrouve dans une multitude de circonstances : l'héminégligence, la négligence d'un membre plégique, la cécité corticale, etc.

Nous avons vu que la folie fait partie des grandes peurs de l'humanité. Or, elle est assez commune. Qui ne connaît pas quelqu'un de son entourage qui a connu une dépression ou un trouble similaire ? Ainsi, la schizophrénie concerne tout de même une personne sur deux cents et il paraît impossible de n'en avoir jamais rencontré. Cette rencontre a eu peu d'effet puisque nous ne nous en souvenons pas. Probablement, cela est-il dû au fait d'avoir qualifié le malade d'une autre manière : excentrique, original, particulier. La dépression est encore bien plus commune puisque une à deux personnes sur dix en souffrent. Il est commun d'en rencontrer. Ici encore, le vocable qu'on leur attribue modifie notre appréhension de la situation. La personne est différente, triste, voire fainéante. Bref, le fou est parmi nous, mais nous ne le reconnaissons pas parce que nous ne voyons qu'une conduite déviante, là où il y a un état global d'inadaptation.

Près d'une personne sur cinq souffrira d'une maladie mentale au cours de sa vie. La maladie mentale est très fréquente et les troubles mentaux représentent près de 20 % de la charge de morbidité pour notre société, se situant ainsi au 2e rang, comparativement à 23 % pour les maladies cardiovasculaires et 11 % pour les cancers. La dépression fait plus de victimes que les accidents de la route. La population mondiale vieillit rapidement. Le nombre de personnes de 60 ans ou plus devrait plus que tripler d'ici 2100. La santé mentale et le bien-être psychique sont aussi importants pendant la vieillesse qu'à tout autre moment de la vie. Les troubles neuropsychiatriques chez les adultes âgés représentent 6,6 % des incapacités totales (DALY[115]) dans ce groupe d'âge. Environ 15 % des adultes âgés de 60 ans et plus souffrent d'un trouble mental. Le suicide emporte 10 % des déprimés et 10 % des schizophrènes.

Deux facteurs démographiques sont importants à l'heure actuelle : le vieillissement de la population qui entraîne une augmentation du nombre de démences et les suites du baby-boom avec son cortège de troubles anxieux et dépressifs. Le cerveau contient 100 milliards de neurones environ. Le corps humain contient environ 25 000 gènes dont la plupart s'expriment dans le cerveau.

[115] DALY = *Disability Adjusted Life Years* ou la somme des années potentielles de vie perdues en raison d'une mortalité prématurée et les années de vie productive perdues pour cause d'invalidité.

Le cerveau et l'esprit

« Je suis anxieux », nous dit Jean. Cette affirmation renvoit-elle au physique ou au mental, c'est-à-dire au psychologique ? On en arrive finalement toujours à une dichotomie esprit/corps ou cerveau/corps. C'est là un raisonnement judéo-chrétien très ancien qui oppose l'âme au corps. Si une maladie existe, cela donne un pseudo-raisonnement. S'il s'agit d'une maladie biologique et qui concerne le cerveau, on donne un médicament (dit psychotrope). Si le cerveau n'est pas concerné ou supposé ne pas être concerné, on conseille une psychothérapie. Les effets de cette dichotomie ne sont donc pas anodins.

L'esprit est considéré comme plus noble, plus fondamental, plus profond, plus symbolisant, plus irréel (et donc moins organique), mais aussi honteux, car il devient une tare ou une faiblesse quand il est malade. Les maladies mentales sont en effet parmi les plus honteuses, connotées socialement et sources de discriminations. Donner aux maladies mentales une origine physique (cérébrale et ou génétique), c'est la sortir quelque peu de cette zone d'ombre et de honte. Il n'y a pas en réalité dichotomie, car l'esprit lui-même est sous-tendu par des bases neuronales. Un raisonnement synthétique nous amène à concevoir la maladie mentale comme un trouble de l'esprit-cerveau ou du cerveau-esprit. L'enjeu est de dire qu'il y a toujours des facteurs biologiques sous-tendant n'importe quel comportement et n'importe quel comportement déviant, que l'expression de cette source biologique soit connue ou inconnue, massive ou peu importante, résulte d'apprentissages évidents ou non. Il n'y a pas d'entité interne qui nous anime indépendamment de facteurs rationnels.

Nous défendons ici l'idée d'une unité humaine avec plusieurs formes d'expression, sous la forme de comportements ouverts (déplacement, préhension, mais aussi regard, parole, etc.) et de comportements couverts (pensée, langage interne, expression de sentiments, etc.). Cette vue n'empêche en rien deux fonctions cognitives complémentaires plutôt que duelles : les représentations et les symboles. Le symbole a une forme ou une sonorité qui représente autre chose par association et convention. La représentation est aussi une image qu'un individu se fait d'une situation, au confluent des sensations et de la mémoire. Cette distinction est majeure et peut être réduite à condition que le symbolisme ne soit pas associé à des traductions réductrices.

Comme évoqué plus haut, si la maladie mentale est organique, on donne des médicaments. Si elle est psychologique, on offre une psychothérapie. Cette proposition est fausse, car basée sur la dichotomie évoquée plus haut, qui simplifie à l'excès et qui empêche toute synthèse. En réalité, l'un n'empêche pas l'autre. Par exemple, le diabète nécessite un traitement pharmacologique et un style de vie. Les médicaments psychotropes affectent l'esprit (somnolence, troubles de l'appétit, de la vigilance et bien d'autres) et la psychothérapie affecte le cerveau en termes d'adaptation, d'apprentissages ou de plasticité cérébrale. Valoriser l'un ne veut pas dire dévaloriser l'autre car le risque est bien entendu de mettre le malade dans une situation contradictoire.

Gènes *vs* environnement

Une maladie génétique, parce que biologique, est devenue honteuse, car on n'y peut rien. Pourtant, les maladies au déterminisme génétique sont rares. Il y a souvent un mélange de causes, dans une sorte de bi ou multipolarité variable.

La polarité génétique des maladies est mise en évidence par l'étude des jumeaux :

Maladie	Vrais jumeaux	Faux jumeaux
Autisme	60 %	5 %
Schizo	40	10
Maladie bipolaire	40	10
Dépression	50	15
Cancer du sein	30	10

Tableau N° 8 : Quelques risques de maladie dans les familles.[116]

Le professeur Paul Lichtenstein[117], épidémiologiste au sein de l'Institut Karolinska à Stockholm, et son équipe ont mis en rapport les fichiers d'état civil avec les registres des hôpitaux psychiatriques. Ils ont utilisé des données concernant 2 millions de familles entre 1973 et 2004. Parmi cette population, on comptait 35.985 cas de schizophrénie et 40.487 cas de troubles bipolaires. L'objectif était de déterminer pour une personne donnée le risque d'être atteinte de schizophrénie ou de psychose maniaco-dépressive en fonction de la présence ou non dans sa famille de malades souffrant de l'une ou l'autre pathologie. Les résultats confirment le caractère largement héréditaire de ces affections (64 % pour la schizophrénie et 59 % pour les troubles bipolaires). Le risque est 9 fois plus important quand on a un frère ou une sœur schizophrène. Pour la psychose maniaco-dépressive, le risque

[116] Andreasen N. (2004), *Brave new brain.* Bruxelles : DeBoeck (pour la traduction française).

[117] Lichtenstein P. & al. (2009), *Common genetic determinants of schizophrenia and bipolar disorder in Swedish families: a population-based study.* The Lancet, Vol. 373, N° 9659, pp. 234-239.

est 8 fois plus élevé quand on a un frère ou une sœur déjà atteint. Cette étude montre également que si l'on a un frère ou une sœur schizophrène, on a 3,7 fois plus de risques d'être bipolaire et réciproquement. Et que si l'on a un frère ou une sœur bipolaire, on a 3,9 fois plus de risques d'être schizophrène. Par ailleurs, les enfants adoptés, de parents biologiques qui présentaient des troubles bipolaires, ont également un risque accru de développer une schizophrénie. La prédominance de la génétique par rapport à un contexte social est claire et ce, même si les facteurs environnementaux jouent un rôle non négligeable.

Le grand intérêt de cet article est d'avoir étudié un nombre très important de familles. Il ne faut cependant pas oublier les facteurs environnementaux. Sont suspectés, la grippe pendant la grossesse, certains rétrovirus endogènes, la toxoplasmose et le virus de l'herpès. A cela s'ajoutent les complications obstétricales, accouchement long et compliqué, infections périnatales. Mais aussi des antécédents de traumatisme dans l'enfance, comme les abus sexuels, les troubles affectifs, ou encore le fait de naître en milieu urbain pour les enfants de primo-arrivants, etc. En dépit de son caractère scientifique, la génétique n'est pas en mesure de prédire tout l'avenir.

Nos gènes et notre cerveau sont donc en cause. Pourquoi opposer les maladies génétiques et les maladies environnementales alors que rien ne les oppose ? Le code génétique n'est pas un dictateur rigide. Il est influencé par des facteurs massifs comme les mutations, mais aussi plus indirectement par des nutriments (éventuellement toxiques).

On peut combiner des facteurs où chaque maladie est d'abord supportée par une personne unique. On obtient alors le schéma suivant :

- Causes : gènes, toxines, alimentation, lésions périnatales, expériences de vie, etc.
- Structures : actions sur le développement, sur les mécanismes physiologiques notamment hormonaux, réactions aux médicaments ou à des agents stresseurs.
- Fonctions : répercussions sur la mémoire, les émotions, le langage, l'attention, la conscience, mais aussi la perception du monde, sa représentation, le symbolisme attribué, etc.

La génomique est une nouvelle science extrêmement prometteuse. Elle évolue très rapidement, même si elle en est encore au stade expérimental. Comprendre les mécanismes d'une maladie et la soigner sont bien sûr complémentaires. On en est à la nécessité d'une interdisciplinarité. De plus, si l'ADN dicte la structure des gènes, des phénomènes épigénétiques donnent libre cours à une expression adaptée aux circonstances. [118]

Sur cette entité globale, chaque personne, chaque professionnel porte un regard unique et biaisé, subjectif, se focalisant sur les aspects, souvent au détriment des autres. Chaque personne est unique dans un monde social spécifique et chacun y adopte des comportements adaptatifs personnels, y compris d'une manière « maladive ». Nous défendons ici une vision globale de chaque individu.

Déchiffrer l'esprit

Les techniques d'observation du cerveau ont évolué avec le temps, passant de l'EEG, mis au point en 1929, jusqu'aux machines dynamiques modernes.

Dans les techniques structurales, on retrouve des images fixes qui appréhendent la dimension spatiale du cerveau. Le CT-Scan, dès les années 1970, a montré que le rapport taille ventricules/taille cerveau était plus grand chez les schizophrènes. La Résonnance Magnétique a remplacé progressivement le Scan dans les années 1980. Il permet la visualisation de tous les plans (horizontal, sagittal D/G et coronal Av/Ar). Les techniques fonctionnelles donnent des images dynamiques, plus ou moins sophistiquées qui appréhendent la dimension temporelle. Dans le SPECT et le PET-scan, on peut observer le cerveau en action pendant qu'il regarde, qu'il écoute, qu'il calcule, qu'il a peur etc. Le SPECT n'est presque plus utilisé en recherche sinon pour l'étude des neurotransmetteurs. Il utilise des traceurs qui marquent le flux sanguin par des isotopes. Le PET suit le métabolisme du glucose et mesure donc l'importance de l'activité cellulaire.

Toutes ces techniques se basent sur des principes similaires :
- Le cerveau est divisé en tranches ;
- Chaque tranche est divisée en minuscules petits cubes (VOXELS de 0,5 mm3) ;
- Les VOXELS sont transformés en PIXELS (éléments d'images 2 dimensions) ;
- Entre les 2 étapes, on introduit une variable, une « perturbation » qui modifie l'image ;
- Ces images ont des intensités différentes ce qui donne des nuances de gris ou des couleurs.

---

[118] De Mees C. (2008), *Perspectives génétiques et génomiques en psychiatrie*. In Campanella S. et Streel E., Psychopathologie et neurosciences. Bruxelles : De Boeck.

On sait depuis 1976, et presque toutes les études ultérieures l'ont confirmé, que les sujets schizophrènes ont des ventricules élargis, des lobes frontaux atrophiés et un flux sanguin réduit dans les lobes frontaux. Mais pas tous. De plus, on retrouve ces caractéristiques dans le cas de démence. La variabilité individuelle reste donc importante.

L'imagerie fonctionnelle permet de « voir » les pensées et les émotions. Nous sortons de l'époque de l'étude de cas uniques pour déchiffrer des milliers de cerveaux humains. Les techniques d'imagerie vont dans le sens de cette découverte aux couleurs vives : rouge pour le cerveau en action et bleu pour l'inaction. Le métabolisme du cerveau se maintient avec l'âge. Par contre, certaines régions sont progressivement de moins en moins bien « servies », comme le cortex visuel, la région cingulaire (mécanismes d'attention). Par contre, l'hippocampe connaît une augmentation du flux sanguin, comme pour compenser les pertes de mémoire.

L'anxiété et la dépression peuvent constituer des réactions « normales » de certains individus à des circonstances environnementales. Ces réactions peuvent aussi présenter un caractère pathologique dans l'excès, en association avec des altérations physiologiques, cognitives et émotionnelles. Par exemple, chez les anxieux, existe un biais attentionnel en faveur du traitement de stimuli menaçants ou perçus comme tels. L'anxieux se focalise sur les dangers potentiels.

Un traitement par psychotrope peut inverser le dysfonctionnement cérébral repéré par imagerie médicale. C'est le cas de la schizophrénie dont l'hypofrontalité peut être inversée par les neuroleptiques. On a tendance, pour espérer des effets plus rapides, à prescrire de grandes doses. Ce n'est pas toujours utile. Un neuroleptique, par exemple, développé en 1957 était prescrit au début de sa commercialisation à 2 à 8 mg. On est rapidement passé à 50 mg et parfois bien plus. Or, les études par imagerie montrent que les doses initiales, 2 à 4 mg, sont suffisantes pour obtenir 60 à 75 % de blocage de la dopamine. Une bonne dose doit théoriquement bloquer 80 % de cette dopamine. On peut ainsi objectiver la bonne dose thérapeutique. On sait qu'un neuroleptique agit au bout de plusieurs semaines. L'imagerie a aussi permis d'objectiver ce laps de temps pour obtenir un effet, alors que le blocage des récepteurs du neurotransmetteur est quasi immédiat. Cela est dû au fait que ce n'est pas le blocage qui est thérapeutique, mais ses suites, la synthèse d'autres protéines.[119]

Malgré tous ces progrès, on ne dispose encore d'aucun indice diagnostique absolu ni d'aucun test génétique sûr d'une maladie. On ne dispose que

---

[119] Andreasen, *op. Cit.*

d'études de comparaison de groupes, ce qui est intéressant, mais ce qui ne donne pas d'information sur un individu particulier. Par contre, les effets indirects sont nombreux : état cérébral d'une schizophrénie débutante, résistance aux traitements, effets positifs sur le cerveau d'une abstinence à l'alcool ou d'un gain de poids chez l'anorexique, etc.

COMPRENDRE LES FOLIES

Cette compréhension constitue bien une préoccupation qui remonte à la nuit des temps. L'incompréhension et la stigmatisation ont toujours été associées à la folie. Les religions monothéistes les ont associées à une possession démoniaque. Du Moyen Age jusqu'aux temps modernes, les fous étaient, avec les indigents, les orphelins et autres voleurs, emprisonnés dans des institutions plus ou moins hospitalières. Il s'agissait autant de protéger le regard que le groupe social. Puis, la médecine scientifique s'en est occupée et la spécialité psychiatrique (psukhe et iatros = guérisseur de l'esprit) a émergé.

L'origine cérébrale de ces maladies n'a jamais fait aucun doute, surtout quand fut mise en relation la bactérie de la syphilis et les symptômes psychiatriques de la maladie : paranoïa, mégalomanie, confusion. Kraeplin a également fait un travail de classification qui influence encore celles d'aujourd'hui : schizophrénie, maniaco-dépression, démences et d'autres. En parallèle, Freud mettait en évidence quelques mécanismes psychologiques dans les troubles anxieux et névrotiques.

Thomas Szasz[120] a pu nier l'existence même des maladies mentales en en faisant des maladies sociales. Malgré ses accointances avec la scientologie, ce psychiatre américain d'origine hongroise a dénoncé l'utilisation de la psychiatrie comme moyen de contrôle social, comparant le rôle du psychiatre envers les déviants à celui des inquisiteurs face aux hérétiques. Toute déviance est, socialement et politiquement, folie et félonie. Selon lui, la maladie mentale n'est pas un problème médical, mais un problème de pouvoir. Il pense que la folie a tout simplement remplacé la notion de possession démoniaque (voir notre première partie). Ce qui nous dérange a évolué. Les hystériques et les épileptiques du XIXe siècle sont devenus les paranoïaques et les enfants hyperactifs à l'heure actuelle. Selon lui, la psychanalyse, comme la psychiatrie, ne servent qu'à nier le libre arbitre et à faire reculer la responsabilité individuelle. Les voleurs, explique Szasz, étaient autrefois considérés comme responsables de leurs actes et punis comme tels. Mais dès l'instant où le voleur devient un kleptomane,

---

[120] Szasz T. (1975), *Le mythe de la maladie mentale.* Paris : Payot et Szasz T. (1976), *Fabriquer la folie. Paris : Payot.*

l'incendiaire un pyromane, ils ne sont plus responsables du vol ou de l'incendie. Ils sont « agis » de l'extérieur par des pulsions qui leur échappent et qu'ils ignorent. Ils ne nécessitent plus un emprisonnement.

Il est vrai que la psychiatrie reste encore fort empirique et qu'on ne comprend pas toujours ni l'étiologie des maladies, ni les mécanismes de son traitement. Le DSM (1952-1968-1980-2000-2014) a été créé comme ouvrage de référence pour permettre une plus large fiabilité diagnostique à un niveau international. Il s'agit d'un consensus et non pas d'une vérité absolue. La base scientifique du DSM est crédible et non pas infaillible. Les bases des connaissances évoluent avec les sciences. On note ainsi qu'un cadre trop précis peut limiter la créativité. Une dépendance excessive aux définitions et critères déshumanise les soins. « L'humain avant le cas », disent certains psychiatres. Enfin, même si un DSM facilite la vitesse du diagnostic, des questions remplacent le dialogue et empêchent l'exploration des besoins et des problèmes de chaque malade sur un plan plus émotionnel et relationnel. La dignité des êtres humains derrière les diagnostics ne doit pas être oubliée, malgré la complexité de leur maladie. Le psychiatre est devenu un technicien du diagnostic au même titre que ses confrères dans d'autres disciplines.

La schizophrénie

La schizophrénie touche moins de 1 % de la population, en débutant chez des gens jeunes, le plus souvent avant 20 ans. Rétrospectivement, on constate que ces enfants se montrent plus maladroits physiquement et intellectuellement, plus souvent ambidextres et avec des contacts sociaux difficiles. Le mot schizophrénie a été proposé par Bleuler en 1911. Les signes sont :

Signes « positifs » ou symptômes positifs, car ils apparaissent	Signes « négatifs » ou symptômes négatifs, car ils disparaissent
Hallucinations	Aller vers autrui
Délires	Exprimer des émotions
Angoisse	Eprouver des émotions
Agitation	Agir avec efficacité
Désorganisation	Exprimer émotions et sentiments

Tableau N° 9 : Signes principaux de la schizophrénie.

Si les médicaments agissent bien sur les signes positifs, ce n'est pas le cas sur les signes négatifs. Or, c'est à ce niveau qu'on retrouve des entraves importantes d'adaptation à une vie correcte.

Les schizophrènes se marient peu et leur nombre reste pourtant relativement constant. Ce fait pourrait résulter de l'existence d'avantages liés à la possession de gènes malades et moins exprimés : créativité, voire génie (Newton, Einstein, Turing...). Par exemple et dans un autre doaine, la drépanocytose provoque une anémie, mais protège de la malaria. Une perception particulière du monde pourrait entraîner des hallucinations, mais aussi mener à des découvertes intuitives géniales.

Les schizophrènes naissent apparemment normaux. C'est probablement le cumul, à des moments clés, d'expositions néfastes qui aboutissent à la maladie, à travers un développement cérébral perturbé. Par exemple, les schizophrènes naissent plus souvent en hiver (virus ?), à la suite de malnutrition durant la grossesse ou de complications périnatales. Vingt pourcents des schizophrènes ont un espace interhémisphérique trop large. Quand on fait une RMN en début de maladie, on retrouve déjà plusieurs anomalies cérébrales comme un élargissement des ventricules, un élargissement également des sillons de la surface cérébrale, une réduction du cortex frontal, de l'hippocampe et le cortex est plus fin malgré un nombre normal de neurones (nombre réduit de connexions). Il est cependant impossible d'isoler une zone précise au niveau du cerveau en cas de maladie. C'est plutôt la connexion des zones entre elles qui serait en cause, y compris au niveau du thalamus et du cervelet. C'est un syndrome de mauvaise connexion, une sorte de « décoordination ». Un excès de libération de dopamine a été dénoncé depuis longtemps, notamment en rapport avec la prise d'amphétamine. Mais, on a trouvé ensuite l'influence d'un excès de sérotonine et de glutamate.

Il y a 50 ans, un lit d'hôpital sur deux était occupé par un schizophrène. Les médicaments ont réussi à réduire les conduites invalidantes et indésirables, sans jamais rendre une vie normale au malade, tant sur le plan social que cognitif, sans parler des problèmes extrapyramidaux (tremblements et autres dystonies) réduits par les neuroleptiques de nouvelle génération. Les antipsychotiques atypiques ont en effet peu de suites extrapyramidales. Depuis que les nouveaux médicaments améliorent sensiblement l'état et la réceptivité des malades, psychothérapie et réadaptation deviennent plus opportunes et plus efficaces. Les rééducations cognitives centrées sur les troubles spécifiques trouvent aussi ici leur sens.

Dans le DSM-5, les autres troubles psychotiques lui sont annexés : trouble délirant, érotomanie, « grandiosité », jalousie, persécution, catatonie, schizo-affectivité, etc.

Les troubles de l'humeur

Si 1 % des personnes sont atteintes de troubles bipolaires, 10 à 25 % font un jour une dépression et 10 à 15 % des dépressifs se suicident. La forme légère de la maladie bipolaire est appelée cyclothymie, tandis qu'une dépression légère est appelée dysthymie. Dans les troubles bipolaires, on peut avoir des cycles courts, longs, mixtes ou à versant dépressif ou maniaque. Beaucoup de grands noms ayant connu des épisodes dépressifs, ressentent en profondeur ces dysphories tout en disposant d'un réservoir créatif (comme les hyperactifs). Contrairement à certaines pathologies qui durent et se stabilisent, ces troubles errent d'un point à l'autre. Dans l'épisode dépressif, on retrouve une série de signes :

Signes « positifs »	Signes « négatifs »
Humeur dépressive	Perte ou gain de poids
Auto-dévalorisation	Insomnie ou hypersomnie
Manque d'intérêt	Agitation ou ralentissement
Culpabilité	Problèmes de concentration et de mémoire
Désorganisation	Fatigue ou perte d'énergie
Idées de mort et de suicide	

Tableau N° 10 : Signes principaux de la dépression.

Beaucoup d'éléments affectent notre tonus émotionnel : rupture, inquiétude, échecs font dégringoler notre thermomètre de l'humeur. Qu'il s'agisse d'un trouble de l'humeur ou d'une maladie, cela dépend de 3 facteurs : le nombre de symptômes, leur gravité et leur durée dans tous les registres du tableau plus haut.

La forme la plus grave est la mélancolie, maladie où on retrouve une perte importante du sommeil et de l'appétit, sans cause apparente, avec une perte généralisée de tout intérêt, un sentiment de profond malaise le matin et qui s'améliore avec la journée, avec aussi une agitation (ou apathie) motrice importante. Elle réagit bien aux médicaments et le risque suicidaire s'en trouve diminué.

A l'opposé de la mélancolie, on retrouve la dépression atypique. Ces personnes sont particulièrement sensibles aux affronts et aux rejets et très sensibles aux expériences de vie négatives ou positives. On retrouve ici plutôt un gain de poids, une hypersomnie. Ils réagissent mieux à un mélange de médicaments de nouvelle génération et à la psychothérapie.

Parfois, la dépression est tellement grave qu'elle s'accompagne de délires ou d'hallucinations « cohérentes » car se rapportant à la culpabilité et la punition. Toute idée suicidaire est considérée comme urgence médicale et demande une surveillance rapprochée. Le risque suicidaire augmente chez ceux qui en parlent et plus encore chez ceux qui ont déjà essayé. On sait bien que chez l'adolescent, ce risque ne doit jamais être négligé.

Dans un épisode maniaque, l'humeur est exaltée. On parle d'hypomanie quand il s'agit d'exubérance, communicative et énergique. Les personnes maniaques pensent qu'elles disposent de compétences extraordinaires, y compris magiques (lire dans les pensées, par exemple) ou elles s'identifient complètement à une vedette. Les signes sont :

Humeur constamment expansive, mais aussi irritabilité Augmentation de l'estime de soi ou idées de grandeur Réduction du besoin de sommeil Plus grande communicabilité et besoin de parler de soi Distractibilité Fuite des idées, sentiment que les idées défilent Agitation psychomotrice ou augmentation de l'activité orientée vers un but Engagement excessif dans des activités agréables, mais parfois avec des conséquences dommageables (dépenses excessives)

Tableau N°11 : Signes maniaques principaux.

La survenue est assez typiquement brutale. Le changement est cependant perceptible par l'entourage. Débordante d'énergie, la personne ne dort presque plus, créant ou peaufinant de nouveaux projets. Elle s'y engage, mais n'en finit aucun : démonter une machine sans la remonter, commencer plusieurs bricolages en même temps, etc. Volubile, elle parle à tout le monde. Elle digresse. Le discours est parfois incohérent à cause le choc des idées. A certains moments, la symptomatologie ressemble à celle d'un schizophrène prodigue : elle s'engage, signe, dépense. Un épisode maniaque peut durer de quelques jours à plusieurs mois.

Les causes de ces troubles de l'humeur sont multiples. On retrouve :

- Le stress et la perte d'identité personnelle. Le stress se produit quand on est submergé, incapable de faire face à des situations diverses : mariage, divorce, éducation, dettes, échéance, maladie, perte, etc. Notre corps est adapté pour faire face à une multitude de situations, via le système endocrinien. Des expériences stressantes sont enregistrées dans le cortex et le système limbique alertent d'autres parties du corps pour préparer le corps via les glandes surrénales qui libèrent une hormone : le cortisol qui contrôle le sommeil et l'appétit et dont le taux est régulé par l'hypothalamus. Son cycle est de 24 H avec un pic au milieu de la journée. Chez les dépressifs, ce taux est perturbé, d'où notamment les troubles du sommeil. Les modèles animaux confirment le lien entre dépression et expériences négatives cumulées. Par ailleurs, une large étude de cohorte montre aux USA que les personnes issues du *baby boom* ont eu ou ont une dépression[121]. L'hypothèse lie cette dépression aux expériences de vie sociale extrêmement défavorables : compétitions économiques, scolaires ou sociales.

- Les facteurs génétiques interviennent si 20 à 30 % des enfants et des parents sont atteints. On a 65 % de risque si un vrai jumeau est atteint que l'autre le soit également. Le positif, c'est que ces troubles de l'humeur sont associés à la notion de créativité.
- Comme plusieurs types différents d'antidépresseurs ont des effets positifs, chacun agissant sur des neurotransmetteurs différents, cela voudrait dire qu'existent plusieurs sortes de dépression.
- Enfin, des études par imagerie mettent en évidence dans la dépression des anomalies touchant essentiellement deux structures : l'hypoactivité du cortex dorso-latéral préfrontal et l'hyperactivité de structures sous-corticales comme l'amygdale, le striatum, le putamen et le noyau caudé. La zone hippocampique est plutôt atrophiée.

La dépression se déclenche, sur une base de prédisposition génétique et le cumul d'expériences négatives, une sorte de suffocation, de désespoir émotionnel. Le système limbique est impliqué dans les processus émotionnels de ce type. Ce système a des ramifications plus complexes qu'on imaginait à la base des lobes frontaux, dans l'insula et dans le gyrus cingulaire antérieur. Tout ce système élargi est impliqué dans le sentiment subjectif de tristesse. On peut réguler l'humeur par un stabilisateur d'humeur, par des antidépresseurs, par l'électrothérapie et par la psychothérapie.

Les démences

Ces maladies font partie du tableau psychiatrique, même si elles sont traitées essentiellement par des neurologues depuis de nombreuses années. Le cadre étiologique est clairement neurologique et éventuellement génétique, mais il rejoint la psychiatrie à cause des perturbations du comportement. Tant qu'un dément ne pose pas de problème, il reste chez lui et est suivi uniquement par un neurologue. Ce n'est qu'au bout d'un certain temps que les familles épuisées font appel à des services spécialisés. Il s'agit de plus en plus de services de psycho-gériatrie.

---

[121] http://health.howstuffworks.com/wellness/aging/baby-boomers/baby-boomer-depression1.htm

Les démences évoluent au gré du vieillissement de la population.

Age	Hommes	Femmes	Total
75-79 ans	67.374	73.175	140.549
80-84 ans	41.707	96.392	138.099
85-89 ans	65.194	190.417	255.611
> 90 ans	31.882	203.017	234.624
Total	205.882	563.001	768.883

Tableau N° 12 : Estimation du nombre de déments en France.[122]

L'incidence de la démence est de 19,4 pour 1.000 personnes et augmente avec l'âge. L'incidence de la maladie d'Alzheimer passe de 1,2 à 53,5/1.000 personnes entre 65-69 ans et après 90 ans. Ainsi l'incidence annuelle en France serait de 140.000 nouveaux cas de démence dont au moins 100.000 maladies d'Alzheimer. On retrouve le même genre de taux dans d'autres pays européens. Il est marqué par le vieillissement des populations.

Par exemple, en Suisse, environ 5 % de la population développent une démence grave après 65 ans, 20 % après 80 ans et 30 % après 90 ans. Ces personnes vieillissent mentalement anormalement alors que le corps reste en bonne santé. Il existe de nombreuses sortes de démences qui commencent souvent par des problèmes de mémoire et évoluent sur le plan cognitif dans le cadre des 4 A : amnésie – agnosie – aphasie – apraxie. Plus la maladie progresse et plus les troubles s'aggravent, amenant la personne à une forte déchéance : non reconnaissance de ses enfants, agressivité, conduites inappropriées, délire, hallucinations (2/3 des Alzheimer), mais aussi nervosité, violence ou au contraire apathie. Il s'agit de faire attention au diagnostic différentiel de dépression grave de la personne âgée ou de l'effet iatrogène de certains médicaments. On peut aussi retrouver associées démence, psychose et dépression.

Le diagnostic est difficile et il faut le confirmer par RMN, car on retrouve une perte de substance cérébrale surtout au niveau frontal et temporal, mais on le constate aussi dans un vieillissement normal dans une moindre mesure. Des tests neuropsychologiques peuvent aussi s'avérer utiles (conservation des acquis et troubles des apprentissages).

[122] Ramaroson H., Helmer C., Barberger-Gateau P., Letenneur L. et Dartigues J.F. (2003), *Prévalence de la démence et de la maladie d'Alzheimer chez les personnes de 75 ans et plus : données réactualisées de la cohorte Paquid*. Rev. Neurol., 159 : 405-11.

La maladie d'Alzheimer représente 50 % des démences. Mise en évidence au début du XXe siècle, elle est confirmée par :

- des pertes neuronales avec enchevêtrements de fibres ;
- des plaques amyloïdes qui résultent du cumul de substances appelées précurseurs de la protéine amyloïde et qui forment une « boue » empêchant les connexions.

Elle survient entre 40 et 90 ans et est partiellement familiale. Certains trisomiques 21 manifestent cette maladie dès 20 ans avec les mêmes caractéristiques neurologiques. Un site sur le chromosome 21 produit les plaques, mais ce n'est pas le cas chez tous. Le chromosome 19 est aussi impliqué plus fréquemment. Les gènes 1 et 14 le sont aussi, mais on ne sait pas encore si les plaques amyloïdes résultent de la mort des neurones ou si elles en sont la cause. On est à la recherche de marqueurs prémorbides. Les femmes sont plus touchées (2-3 fois) que les hommes, mais leur espérance de vie est supérieure à celle des hommes. Parmi les facteurs d'apparition qui augmentent le risque, on retrouve :

- une faible scolarité ;
- un niveau bas d'occupation durant la vie ;
- des blessures à la tête ;
- un parent au 1er degré atteint.

Les démences vasculaires (20-30 % des démences) surviennent après une suite répétée d'infarctus dans le cerveau, touchant parfois un gros vaisseau avec alors des conséquences importantes (hémiplégie, par exemple). Parfois les conséquences sont quasi imperceptibles. C'est le nombre et l'importance de ces « attaques » qui provoquent les signes de détérioration, les déficits sensoriels, moteurs et cognitifs. De plus, la dépression est courante, par la coupure du circuit de la norépinéphrine. L'hypertension est un facteur de risque, en même temps que le diabète et l'excès de cholestérol. Ce type de démence n'empêche pas le développement de la maladie d'Alzheimer. Le diagnostic différentiel est utile pour la famille du fait de l'aspect génétique de la maladie d'Alzheimer.

La maladie de Huntington, rare, est d'origine génétique. Chaque enfant du parent atteint a un risque sur deux d'être malade. Le gène malade est impliqué dans le développement du noyau caudé, mais la personne reste « normale » jusqu'à 40-50 ans. Le noyau caudé régule la motricité, mais ce type de démence confirme qu'il est aussi impliqué dans les émotions et les fonctions cognitives. Ainsi, plus la maladie est précoce et plus son expression est grave. Cela débute par une dépression et des conduites agressives, les signes moteurs (choréo-athétose) apparaissant plusieurs années après.

On retrouve encore :

- La maladie de Parkinson : troubles moteurs avec expression faciale vide, pas traînant et déficits cognitifs progressifs. Elle a une composante génétique, une origine parfois virale et les traumas crâniens en augmentent le risque d'apparition.
- La démence des corps de Lewy : elle ressemble à la maladie de Parkinson, mais les pertes de mémoire sont plus importantes.
- La maladie de Pick (5 % des démences) : elle ressemble à la maladie d'Alzheimer et ce n'est qu'à l'autopsie que le diagnostic différentiel est confirmé. Elle commence par des troubles relationnels avant les problèmes cognitifs. On note cependant une atrophie fronto-temporale spécifique.
- La maladie de Creutzfeldt-Jakob est une forme de démence qui se transmet par le prion, agent infectieux se trouvant dans la cervelle humaine ou animale. L'évolution est rapide et la mort intervient après 1 an au plus, bien que l'incubation, elle, puisse durer 10-20 ans.
- La démence SIDA : (virus d'immunodéficience) commence par une dépression, des délires, des hallucinations, de l'apathie puis par des signes de dégradation cognitive. Des traitements ralentissent l'évolution de la maladie.
- La démence alcoolique (Wernicke Korsakoff) résulte d'une carence en vitamine (thiamine E) et est donc partiellement réversible. Elle se présente sous la forme de troubles de la mémoire, de la coordination motrice et des difficultés de langage.

Le cerveau reste unique et seules les cellules de l'hippocampe ont montré des capacités de régénération. Identifier, pister les gènes malades n'est que partiellement utile si on ne sait quoi faire, mais la thérapie génique est loin d'avoir livré tous ses secrets.

Les troubles anxieux

L'anxiété est adaptative et normale. Son excès seul altère la qualité de vie de ceux qui en sont atteints. En face d'un danger, le thalamus filtre les perceptions et en mesure l'importance. Il envoie des messages à la fois vers le cortex via le système limbique (émotionnel) ce qui donne une réaction mentale et vers l'hypothalamus pour les réactions physiques (lutter ou fuir). Le système nerveux sympathique fonctionne avec l'épinéphrine et la norépinéphrine (adrénaline) : les yeux se dilatent, le cœur bat plus vite, le sang circule plus vite vers le cerveau et les muscles. L'adrénaline sert à la transmission périphérique tandis que la norépinéphrine agit dans le cerveau, le point de jonction se situant dans le tronc cérébral.

Le circuit de Papez précise quelque peu le circuit de la peur. Après le filtre thalamique, on retrouve un circuit « moteur » via le striatum et le cortex moteur et un circuit « pensée » via le cortex latéral et médian. Le circuit « émotion » se fait via les corps mamillaires, l'hypothalamus et le thalamus antérieur.

L'hippocampe sert à imprimer les expériences en mémoire pour un usage ultérieur. La peur est en effet une réaction conditionnée. On ne naît pas avec la peur de l'araignée. L'association entre la situation, l'objet ou l'être et la réaction de fuite ou d'attaque se fige progressivement tout en intégrant les contingences. L'amygdale est le « moyeu de la roue » de la peur, car elle peut intervenir immédiatement dans une réaction rapide ou avec retard après le passage des stimuli dans le cortex sensoriel. Il y a alors raisonnement sur la situation. Chez l'homme, alors que la peur paraît constituer un mécanisme primaire de survie et active ces zones sous-corticales, le bonheur ou la joie sont plutôt activés par des zones corticales. Le stress chronique provoque un rétrécissement de l'hippocampe. La psychothérapie agit sur les représentations via un circuit cortical et en impliquant l'hippocampe qui réactive la mémoire de situation ou en déconditionnant les associations négatives.

Il y a de nombreuses formes d'expression de la peur et de l'anxiété.

Une « attaque de panique » (angoisse) est une version normale de la peur devant un danger réel qui entraîne fuite ou contre-attaque. Si la réaction intervient d'une manière inopinée, dans une situation qui ne paraît pas dangereuse (lieu clos ordinaire), on parle de réaction pathologique. Une composante physique intervient (sueur, souffle court, oppression, nausées, tremblements, accélération du rythme cardiaque). Les composantes mentales sont également intenses : peur de mourir, de perdre le contrôle de soi, détachement de soi. Parfois, ce type de trouble est associé à de l'agoraphobie, la personne ne se sentant en sécurité que dans un milieu couvert et connu (chez soi).

Les peurs focalisées et donc phobiques sont nombreuses et essentiellement de 2 types :

- les phobies sociales (3 % de la population) : utiliser les toilettes, parler devant autrui, manger devant autrui ;
- les phobies spécifiques : d'animaux, de lieux, d'objets.

La phobie est normale et adaptative (serpent par exemple), mais elle devient pathologique quand elle empêche les gens de faire ce qu'ils veulent ou devraient faire. Deux pourcents des phobiques seulement reçoivent des soins, car l'évitement de situations difficiles ne porte pas souvent préjudice (prendre l'avion par exemple).

Les états de stress post-traumatiques apparaissent à la suite de l'exposition à un stress intense, inattendu et/ou long : surprise, rappel incessant, peur, engourdissement du fonctionnement cognitif, cauchemars, etc. Ils se situent à 3 niveaux :

- Revivre l'expérience ;
- Eviter les situations similaires ;
- Présenter des symptômes persistants.

Si tout le monde peut en souffrir pendant quelques jours voire quelques mois, seuls 30 % continuent au-delà de 2-3 ans. Cela paraît dépendre de la gravité du stress (incendie, brûlure, agression), des ressources personnelles et des soins ou soutiens apportés rapidement après l'événement. Cet état résulte à la fois d'une hyperactivité du système sympathique (tachycardie, hypervigilance) et d'une hyperstimulation de l'hippocampe via l'amygdale.

L'anxiété peut encore être généralisée quand on se sent préoccupé, instable, noué, inquiet, avec un mauvais sommeil la plupart du temps. Cela concerne tout de même 4 à 7 % de la population générale. On retrouve des familles entières de nerveux, d'anxieux. Ce qui est transmis, c'est probablement un système nerveux tendu dont le régulateur de réaction en face d'un danger est fixé à un niveau élevé d'alerte. C'est chez ces personnes qu'on retrouve les candidats aux attaques de panique, mais aussi à la consommation d'alcool ou de drogue.

Enfin, les TOC sont de plus en plus connus. Les compulsions sont des actes répétitifs que les gens réalisent sans raison apparente et à un degré extrême (se laver les mains, vérifier la fermeture d'une porte, éviter de marcher sur une jointure de pavé, etc.). Les obsessions sont des pensées dépourvues de sens persistantes et perturbatrices qui traversent sans cesse l'esprit. Elles impliquent souvent des thèmes sexuels et violents chez des personnes apparemment douces et conciliantes. On retrouve ici les collectionneurs, les obsédés de l'ordre et de la propreté. Il arrive que les TOC soient très invalidantes et frisent le délire. Le traitement se fait sur la base de régulateurs de la sérotonine. Des études ont montré en effet une modification chez ces personnes du flux sanguin dans les régions orbitaires et du noyau caudé impliqué dans la régulation motrice (comme dans les tics verbaux de la maladie Gilles de la Tourette).

ET LES PETITES FOLIES ?

A côté des grandes entités psychiatriques anciennes, on retrouve un tas de troubles dont certains rendent la vie difficile. On a d'abord et surtout les troubles de la personnalité.

D'après le DSM-5, les troubles de la personnalité représentent une incapacité de développer un sentiment d'identité et un fonctionnement interpersonnel qui soient adaptatifs dans le contexte des normes et attentes culturelles de la personne.

L'échec d'adaptation se manifeste parmi les domaines suivants :

- Déficience du sens de sa propre identité manifesté dans un ou plus des domaines suivants :
  - Intégration insuffisante de l'identité ;
  - Notion de soi faiblement intégrée ;
  - Notion de soi ou identité appauvrie et peu différenciée (ex. difficulté à identifier et décrire des attributs personnels, sentiment de vide intérieur, limites interpersonnelles peu délimitées, définition de soi qui change avec le contexte social) ;
  - Direction personnelle (*self-directedness*) affaiblie avec une incapacité d'établir une direction et d'atteindre des buts satisfaisants qui donne un sens et un but à la vie.
- Incapacité de développer un fonctionnement interpersonnel efficace manifesté dans un ou plus des domaines suivants :
  - Empathie ;
  - Intimité ;
  - Coopération ;
  - Echec à développer la capacité de comportements pro-sociaux ;
  - Complexité reconnue de la représentation des autres ;
  - Représentations des autres peu intégrées.

L'échec d'adaptation est associé à des niveaux extrêmes d'un ou plusieurs traits de personnalité. Il est relativement stable à travers le temps et consistant dans diverses situations avec un début qui peut être retracé au moins durant l'adolescence. L'échec d'adaptation n'est pas seulement expliqué comme une manifestation ou une conséquence d'un autre trouble mental. Il n'est pas seulement dû aux effets physiologiques directs d'une substance (par exemple, une drogue entraînant de l'abus, un médicament) ou une condition médicale générale (par exemple, un traumatisme crânien). Cinq niveaux de sévérité de fonctionnement sont associés à chacun de ces domaines.

Pour ce qui est des troubles spécifiques de la personnalité, les types suivants sont proposés[123]:

- Evitante : évitement de situations sociales, inhibition dans les relations interpersonnelles en lien avec des sentiments d'inaptitude et évaluation

[123] Coutanceau R. et Smith J. (2013), *Troubles de la personnalité.* Paris : Dunod.

négative, peur du ridicule et de l'embarras et anhédonie (incapacité à ressentir des émotions positives dans des situations de vie considérées comme plaisantes).

- Borderline (limite) : instabilité de l'image personnelle et des objectifs de vie, instabilité des relations interpersonnelles et des affects, accompagnées d'impulsivité, de prise de risque et d'hostilité.
- Obsessionnelle-compulsive : difficulté à établir et maintenir des relations intimes associée à un perfectionnisme rigide, inflexibilité, persévération, expression restreinte des émotions, identité orientée vers le travail ou la productivité.
- Narcissique : estime personnelle variable et vulnérable, recherche d'attention, *grandiosité*, identité surinvestie, direction de la vie avec des buts excessivement élevés, intimité superficielle et égocentrique.
- Schizotypique : capacité réduite des relations sociales et intimes, excentricités dans la cognition, la perception et le comportement associées à une image personnelle distordue, à des objectifs personnels incohérents et accompagnées de méfiance et d'expression affective restreinte.[124]
- Antisociale / psychopathique : échec de conformité à des comportements légaux et/ou éthique, égocentrisme, peu ou pas de préoccupation pour autrui, fourberie, manipulation, irresponsabilité, impulsivité, hostilité.

Les personnalités antisociales existent depuis toujours. Parfois, elles ont été enfermées dans des hôpitaux généraux, rarement dans des hôpitaux psychiatriques où leurs manipulations et transgressions mettent vite un service sens dessus dessous, et on les retrouve souvent en prison. Le diagnostic de psychopathie évolue. Des sous-facteurs concernent les capacités à percevoir et ressentir les émotions et à présenter de l'impulsivité. Il s'agit malgré tout d'un trouble hétérogène, même si des spécificités ont été soulignées. Sur le plan neuropsychologique, ces personnes présentent un trouble du traitement de l'information, avec une impulsivité qui altère les mécanismes de l'attention sélective, et les fonctions exécutives. En parallèle, des déficits aux tâches sensibles aux zones orbito-frontales ont été identifiés. D'aucuns estiment que la psychopathie constitue un syndrome rare qui serait la combinaison de plusieurs déficits subtils.[125]

---

[124] Renaud S. (2013), *Le DSM-5 et les troubles de la personnalité*. Institut Douglas, McGill University :
http://www.douglas.qc.ca/uploads/File/011113_Le%20DSM-5%20et%20les%20troubles%20de%20la%20personnalite_Suzane%20Renaud.pdf

[125] Pham T. (2008), *La psychopathie : corrélats anatomiques et neurophysiologiques. In* Campanella et Streel (Dir.), Psychopathologie et neurosciences. Bruxelles : De Boeck.

Ainsi, les troubles de la personnalité concernent une cohorte de personnes qui ne déclarent pas une folie, et surtout qui peuvent se rendre compte de leur état et de leurs faiblesses adaptatives.

On a ensuite et surtout les troubles adaptatifs subjectifs ou objectifs, sans maladie mentale ou trouble de la personnalité. Il s'agit de la majorité des consultants d'un service de santé mentale. Pour l'année 2013[126], par exemple dans une dizaine de services ambulatoires de santé mentale de la région liégeoise à l'est de la Belgique, on relève les éléments suivants :

- On a 64 % de consultantes contre 34 % de consultants.
- 44 % de personnes ont entre 35 et 50 ans et 33 % ont moins de 35 ans.
- 10 % des consultants sont d'origine étrangère.
- 42 % des consultants sont célibataires et 32 % ont un statut social propre comme le divorce, la séparation, et 27 % sont mariés.
- 43 % vivent en couple et 40 % seuls.
- 36 % sont des allocataires sociaux et 28 % seulement ont une activité professionnelle.
- 17 % des consultants travailleurs sont ouvriers et 17 % employés.
- 62 % ont un diplôme d'enseignement secondaire.
- 31 % ont été orientés par des organismes médico-sociaux.

Enfin, ces personnes consultent pour les raisons suivantes :

- Difficultés familiales : 22 % ;
- Maltraitance, négligence : 1,34 % ;
- Assuétudes : 4 % ;
- Difficultés psychologiques : 53 % ;
- Difficultés psychosociales : 3 % ;
- Demandes d'examen, d'avis : 3 % ;
- Troubles mentaux et du comportement social : 3 % ;

Quant au diagnostic, nous avons principalement :

- Psychotiques : 6 % ;
- Problèmes d'addiction : 19 % ;
- Problèmes relationnels : 16 % ;
- Troubles de l'adaptation : 12 % ;
- Troubles de l'humeur : 11 % ;
- Etc.

Parmi ces consultants, 22 % environ abandonnent en cours de consultation et bien souvent après l'entretien d'accueil.

[126] AIGS : rapport annuel (http://www.aigs.be/documents/bilans/bilan2013.pdf)

On voit très bien que les motifs principaux de consultation sont les problèmes personnels (stress lié à la solitude, aux conflits, au divorce, aux séparations) et les problèmes d'adaptation (employeurs, caisse de chômage, voisinage, famille). Contrairement à ce qu'on pourrait imaginer, les addictions (jeux, alcool, drogues) ne représentent que 4 % des consultants. Aucune pathologie mentale, dans le sens psychiatrique, n'est mise en évidence (ou très rarement) dans ces situations. On assiste parfois à des phénomènes associés de dissociation. Il s'agit donc le plus souvent de troubles réactionnels à des circonstances désagréables, mais qui pourraient s'amender seuls avec le temps et de l'aide locale, familiale ou sociale. Il faut bien constater que personne n'a plus de temps à perdre. En cas de crise, chacun veut éviter de souffrir et surtout d'attendre. On interpelle le médecin traitant ou le service de santé mentale immédiatement. Le délai devient insupportable. Mais, évidemment la crise atténuée, le besoin devient moins urgent et cela explique probablement le taux très important d'abandon. La mobilisation de travailleurs spécialisés est ainsi doublement « perdue » : à l'égard d'une population tout venant avec des difficultés adaptatives momentanées et à l'égard d'une impulsivité liée à une incapacité à supporter la « souffrance ». D'ailleurs, une étude associe l'abandon des consultations avec des personnalités d'attribution externe.[127]

Cela explique en partie la surconsommation de produits supposés calmants et euphorisants[128] :

- 82 % de la population belge (> 15 ans) consomment de l'alcool.
- 14 % boivent de l'alcool au quotidien (8 % en 1997).
- 6 % boivent trop, soit plus de 14 verres de boissons alcoolisées par semaine pour les femmes et 21 pour les hommes.
- On compte aussi 23 % de fumeurs dont 19 % quotidiennement et 4 % occasionnellement.
- 15 % des 15-64 ans ont déjà consommé du cannabis dont 5 % au cours de la dernière année.
- 4 % ont essayé d'autres drogues au cours de leur vie.

Quant aux psychotropes, nous observons en Belgique comme en France le même profil de surconsommation[129] : le volume de consommation a quasiment doublé en moins de dix ans et les femmes consomment davantage que les hommes. Les personnes âgées sont les plus concernées, mais toutes

---

127 Adam S. et Dalla Piazza S. (2015), *L'attribution en relation avec l'absentéisme et l'abandon dans un service de santé mentale.* A paraître in Psychiatrica Belgica.

128 Enquête de santé 2013 : *Comportements de santé et style de vie. Institut scientifique de santé publique* (Gisle L & Demarest S.) - Direction Opérationnelle Santé publique et surveillance, rue Juliette Wytsman 14 à 1050 Bruxelles.

129 Boutsen M., Laasman J.M. et Reginster N. (2006), *Données socio-économiques et étude longitudinale de la prescription des antidépresseurs,* Mutualité socialiste de Belgique.

les tranches d'âge sont affectées par cette extension (jeunes enfants y compris). Quatre-vingt-cinq pourcents des prescriptions proviennent des médecins généralistes et font souvent suite à un bref entretien. Deux faits inquiétants méritent aussi d'être soulignés. Premièrement, les médicaments psychotropes manqueraient leur cible. En effet, la plupart de ceux qui bénéficient de traitements remboursés seraient finalement atteints de troubles existentiels passagers ou à résolution spontanée alors que les mélancoliques nécessitant des traitements psychiatriques seraient eux laissés sans soins adéquats. Deuxièmement, d'après le rapport annuel de l'Organe international de contrôle des stupéfiants publié le 1er mars 2007, l'abus et le trafic de médicaments psychotropes délivrés sur ordonnance, mais consommés en dehors de tout contrôle médical seraient en train de dépasser ceux des drogues illicites. Plus particulièrement, plusieurs méta-analyses concluent que sur tous les patients inclus dans des études cliniques sur l'efficacité des antidépresseurs, seuls 50 % des patients connaissent une amélioration clinique mesurable sur l'échelle de Hamilton, ce qui est un résultat assez médiocre comparativement aux 40 % d'amélioration sous placebo.[130]

La surconsommation dans tous les pays riches de psychotropes, surtout les somnifères et les calmants ou benzodiazépines, est connue. Au-delà des pressions des firmes pharmaceutiques, des effets sur les accidents de la route, on sait aussi qu'elle concerne les maisons de repos. La sécurité et la tranquillité publiques se sont déplacées dans ces maisons pour personnes âgées. On constate que 52 % des résidents consomment des calmants. On peut exclure ici, dans la plupart des cas, la notion de dangerosité. Il est plutôt question de tranquillité, dans un contexte de promiscuité, que d'insécurité.

« … La question de la consommation de psychotropes dans les maisons de repos est, nul n'en doute, préoccupante. Ce problème était déjà apparu dans une étude des mutualités chrétiennes en 2009 et dans une autre menée par le Centre fédéral d'expertise des soins de santé en 2007. Il conviendra d'examiner, dans les prochains mois, les chiffres de l'Enquête de Santé sur la consommation de médicaments pour affiner notre connaissance de cette problématique grandissante…[131] ».

Par ailleurs, le nombre de malades mentaux qui, à la demande d'un tiers, font l'objet d'une hospitalisation sous contrainte – une « mise en

---

[130] Healy D., Trussed in *Evidence : guidelines, tramlines and fault lines.* Texte de la présentation Pills, Politics and Practice Demanding People- Centred Medicines Policy in the 21st Century October 26-27 2006, Amsterdam. HAI Europe Jubilee Conference.

[131] Partie de réponse d'une question à Christiane Vienne, Ministre du Parlement fédéral belge en octobre 2014.

›bservation[132] » dans le jargon – ne cesse de croître en Belgique. Ils étaient ›rès de 6.000, selon les dernières statistiques annuelles, soit autant que le ıombre de condamnés dans les prisons du Royaume. Les médecins sont ›ressés par l'opinion publique, les familles, les médias. La société est de noins en moins disposée à accepter les risques. Les zones urbaines ouffrent. La précarité, l'immigration, la misère sociale favorisent les lécompensations psychiatriques. Et, au lieu de privilégier la procédure lente, ıvec le rôle central joué par le juge de paix, on est dans l'urgence d'un ›lacement trop rapide.

\ côté des hôpitaux existe un réseau de services de santé mentale qui ne ;'intéressent plus à la maladie mentale grave, soit parce qu'ils ont une ıpproche très psychanalytique, soit très psychosociale. Il faudrait revoir le inancement des centres de santé mentale en fonction de la gravité des cas raités. Car il est évidemment plus aisé de traiter un problème de couple que ›rendre en charge un psychotique. Il faut aussi former des infirmières ›sychiatriques et les affecter dans les centres de santé mentale, où elles sont ouvent absentes. Il s'agirait en quelque sorte de participer activement à des oins psychiatriques à domicile. Notons que certains services de santé nentale se sont spécialisés dans la prise en charge de psychotiques. De plus, e secteur de la santé mentale doit apprendre à travailler en réseau avec les ıcteurs du logement, de l'économie, de l'emploi, du social. La déchéance ;conomique accentue clairement le risque d'être mis en observation.[133]

.A FOLIE CHEZ LES PRECAIRES

Nous avons vu plus haut qu'un bon tiers des consultants d'une dizaine de ervices de santé mentale dans la région liégeoise belge étaient des llocataires sociaux. Deux questions se posent. La première concerne la léfinition de la santé mentale et donc de la maladie mentale. La seconde oncerne les origines : la précarité engendre-t-elle des troubles mentaux ou st-ce le contraire ?

[32] Depuis la loi du 26 juin 1990, on ne parle plus de « collocation », mais de « mise en ›bservation ». Il s'agit de la possibilité offerte à la Justice de prescrire des soins ›sychiatriques sous contrainte à un malade mental avéré, sur simple demande d'un tiers (un ıembre de sa famille, le bourgmestre de sa commune). C'est une mesure de protection qui elève du droit civil. L'internement est une sanction pénale, qui peut être mise en œuvre dans : cadre de la loi de défense sociale du 1er juillet 1964 (réformée le 21 avril 2007) : une ›rivation de liberté à durée indéterminée appliquée aux *« personnes atteintes d'un trouble ıental »* qui ont commis un crime ou un délit.

[33] Journal *Le soir,* 16 mais 2009.

Nous avons vu que le médical se socialise et que le social se médicalise. Nous ne sommes pas les premiers à faire ce constat[134]. La prise en charge des chômeurs de longue durée sous forme d'Allocations pour adultes handicapés, ou de pensions d'invalidité, apparaît alors comme « un des modes de gestion les plus consensuels de la question sociale ». Pour échapper à cette précarité, certains consultants revendiquent ce statut. Il paraît à l'heure actuelle moins honteux d'être handicapé que chômeur. Le cadre de la santé mentale apparaît progressivement comme un révélateur des processus de précarisation sociale. La flexibilité du travail aurait des effets sur la santé mentale de tous les salariés, même des cadres. La dépression, si commune, ne serait qu'un symptôme d'une évolution inhérente à la société où la norme n'est plus fondée sur la culpabilité et la discipline, mais sur la responsabilité et l'initiative (Ehrenberg, 1998, *op. cit.*).

De nombreux sociologues proposent une interprétation causale qui tend à réintégrer la dimension individuelle à la dimension collective. La thèse selon laquelle les troubles mentaux seraient à l'origine de la précarité sociale n'est généralement pas défendue, sauf dans certaines situations. Les SDF ont toujours existé et nombre d'entre eux sont schizophrènes, mais la désinstitutionnalisation, c'est-à-dire la fermeture des hôpitaux psychiatriques et la « libération » des personnes internées, ont mis ou remis sur la route des patients qui ne sont pas dangereux, mais qui restent incapables de s'insérer socialement. Une relation de causalité inverse est plus souvent développée à travers les réflexions sur l'atteinte identitaire désignée comme la honte du chômeur, la disqualification de l'assisté, le sentiment d'inutilité dans la mise à l'écart sociale ou la souffrance au travail du « salarié de la précarité » qui se sent plus ou moins inutile. Les perceptions négatives de la pauvreté et de la folie connotent les mots : disqualification sociale, dépression, trouble identitaire, etc. Les enseignants sont au travail, mais beaucoup se retrouvent en arrêt de travail au cours de leur carrière pour des motifs de dépression. Les causes en sont multiples, mais le facteur « sentiment d'inutilité » et « manque de reconnaissance » paraissent importants.

La santé mentale des individus dits précaires parce qu'en situation de précarité est ainsi largement présentée comme un problème. Le débat rebondit sans cesse, car les sociologues renvoient la question aux psys et les psys aux gouvernements. Pourtant, peut-on dire ou non que ces personnes sont plus exposées que les autres à des problèmes de santé mentale ? A cela s'ajoute la question des acteurs de la prise en charge, comme l'illustrent les débats sur les SDF aux Etats-Unis et sur la souffrance psychique en France : ces personnes relèvent-elles d'un traitement social et/ou psychiatrique ?

---

[134] Appay B. et Thebaud-Mony A. (dir.) (1997), *Précarisation sociale, travail et santé.* Paris, IRESCO.

En fait, on le sait depuis la compilation magistrale d'études de Maryse Bresson[135]. Une recherche à Tourcoing, dans le nord de la France cherche à savoir si les précaires consultent plus que les autres en psychiatrie publique. Les chercheurs utilisent 9 catégories socioprofessionnelles : travailleur en milieu protégé, travailleur en milieu ordinaire, sans profession, retraité, revenu minimum garanti, revenu d'insertion, étudiant, demandeur d'emploi et un groupe sans précision par manque d'information. A Tourcoing, la catégorie des « actifs ayant un emploi » représente plus de 43 % des plus de 15 ans. A l'opposé, on construit une catégorie de « précaires » en additionnant les bénéficiaires du revenu minimum, les demandeurs d'emploi, les sans profession (hors femmes au foyer) ; le total représente entre 45 et 50 % de la file active des secteurs. En additionnant les actifs chômeurs et les « autres inactifs », on obtient 23 % de la population des plus de 15 ans (y compris les femmes au foyer). Malgré les biais, l'analyse confirme la précarité relative de la population qui consulte en psychiatrie publique. Cela ne veut pas dire que cette observation démontre que les « précaires » ont davantage de problèmes mentaux que les autres. Un des biais principaux repose en effet sur la nature du secteur : des individus travailleurs consultent en privé (libéral), mais on ne peut dire dans quelle proportion. Ceux qui consultent en psychiatrie publique sont issus de classes sociales plus populaires. C'est d'ailleurs là leur mission. Cette étude va encore plus loin puisqu'elle montre qu'il y a, chez les précaires qui consultent en psychiatrie publique, proportionnellement moins de dépressifs que chez les travailleurs en milieu ordinaire.

Si on s'attarde sur la population particulière des chômeurs, l'association des deux mots – chômage et dépression – est une invention récente. « En contraste avec la conception partagée que le chômage est source potentielle de dépression, la littérature médicale montre que le chômage en tant qu'événement de vie a un rôle rarement significatif dans la survenue d'un trouble dépressif ». Il n'y a en fait pas de différence significative de morbidité entre populations de chômeurs et de non-chômeurs et le nombre de dépressions déclarées au moment de l'enquête est équivalent dans les deux groupes.[136]

Finalement, certaines représentations sociales ont la vie dure. Il est difficile de croire que vivre dans la rue n'est pas systématiquement associé à une maladie mentale. Or, certains symptômes d'inadaptation selon les critères choisis pourraient en fait constituer des formes d'adaptation au contexte

[135] Le lien entre santé mentale et précarité sociale : une fausse évidence, Cahiers internationaux de sociologie, 2003/2 (n° 115).
[136] Arveiller J.-P. (2002), *Chômage, dépression : un couple moderne.* L'information psychiatrique, N° 78 (1), pp. 37-42.

particulier de la rue. Les tests psychiatriques élaborés pour des populations domiciliées ne conviennent pas toujours à ces personnes et on peut souscrire à l'idée que certains comportements présentés comme bizarres sont en réalité des adaptations à la vie dans la rue ou dans les centres d'hébergement spécialisés.

Les travailleurs en milieu ordinaire sont plus souvent diagnostiqués dépressifs que les demandeurs d'emploi, les sans profession et les bénéficiaires d'un revenu de base. Pour conserver l'idée d'un lien positif entre dépression et précarité sociale, il faudrait admettre que parmi les précaires, beaucoup d'entre eux seraient dépressifs, mais ne consulteraient pas. Cette hypothèse serait compatible avec une surconsommation des antidépresseurs prescrits par des médecins généralistes. Les précaires déprimés passeraient ainsi à travers les mailles du filet social. Cela reste évidemment à prouver.

Il ne s'agit donc pas ici d'évacuer cette association. Ne pas avoir d'emploi, ne servir à rien, être socialement exclu, seul et malade, ces facteurs doivent engendrer des troubles de santé mentale. Encore faut-il affiner les études, en préciser les modalités de correspondance entre offre de services et besoins. Si on admet que les précaires ont une réaction normale à leur situation sociale, on fait plutôt appel à des travailleurs sociaux. Si on considère qu'ils ont des troubles au sens médical, on fait appel à des psychiatres. Le risque actuel est d'établir un lien de cause à effet immédiat et généralisé : tous les précaires ont des troubles mentaux.

La représentation du lien entre santé mentale et précarité sociale repose sur une distinction entre normal et pathologique, entre travailleur et précaire. Elle n'échappe pas à la construction sociale des normes, ni à ses effets stigmatisants. Elle traduit la difficulté de répartition des territoires de compétences entre la psychiatrie et le social.

Le chômeur
J'en ai marre ! Vous voulez supprimer mon salaire.
L'Etat
Il ne s'agit pas d'un salaire, Monsieur,
mais d'une allocation qu'on vous donne
pour ne pas mourir de faim.
Le chômeur
Ben, je ne meurs pas de faim.
Ma femme est sur la mutuelle et mes enfants ont des allocations.
J'espère que vous n'allez pas supprimer tout cela aussi ?
L'Etat
On ne parle pas de ça.

Vous êtes chômeur et vous recevez une allocation d'attente.
Ca veut dire que vous devez chercher un emploi
8H par jour pour l'avoir.
Le chômeur
Vous voyez que c'est mon travail :
chercher du travail !
Ne me dites pas que vous me demandez d'en trouver ?
L'Etat
Si, Monsieur. Chercher sans trouver n'est pas chercher.
Le chômeur
Mais je ne sais pas faire grand-chose moi. J'ai un seul diplôme et j'étais manœuvre dans une petite entreprise de maçonnerie. Je sais juste faire du ciment et porter des briques.
L'Etat
Vous n'avez qu'à continuer.
Le Chômeur
L'usine a fermé et je regrette parce que, moi,
je savais faire du bon ciment, qui sèche vite, vite mais pas trop vite
et qui tenait par tous les temps.
L'Etat
Apprenez un autre métier.
Le chômeur
Ben quoi, par exemple ?
L'Etat
N'importe quoi, mais soyez occupé et reprenez votre vie en main,
que diable !
Le chômeur
Et si je faisais comme boulot « chercheur d'emploi » ?

En conclusion, de nombreux services et de nombreux professionnels sont présents sur le terrain extrahospitalier pour prendre en charge les fous et autres malades mentaux. Les fous restent cependant prioritairement pris en charge et quasi uniquement par des psychiatres en libéral ou à l'hôpital. Ils fréquentent très peu les services ambulatoires au profit de personnes qui se retrouvent en difficulté circonstancielle d'adaptation. Parmi elles, des troubles de la personnalité occupent une place particulière.

La fameuse dichotomie comportement-esprit commence à être dépassée en faveur d'une approche syncrétique. De nouvelles législations assurent la promotion de soins dans la communauté, dans un cadre intégré et en réseau. Mais, le problème de la santé mentale est bien plus vaste. La souffrance humaine s'exprime là où les mécanismes d'adaptation sont pris en défaut par des circonstances diverses ; la précarité, la désappropriation, l'exclusion sociale, la pauvreté, le chômage, etc.

LIENS ENTRE FOLIE ET SANTE MENTALE

Ces liens ne sont pas plus aisés à définir. Partons de l'exemple de la psychopathie et explorons les pistes qui nous mènent au domicile, en prison ou à l'asile. Cet exemple est choisi au regard de l'histoire de la folie, la société ayant toujours eu à cœur de protéger et son fonctionnement et ses citoyens. La mise à l'écart a donc toujours concerné les fauteurs de troubles et, bien sûr, les personnes présentant un certain danger.

Comme nous l'avons vu, la psychopathie ou sociopathe fait partie des troubles de la personnalité s'exprimant par des conduites antisociales. Les critères du DSM-5 sont :

- l'échec de la conformité à des comportements légaux ou/et éthiques ;
- l'égocentrisme endurci, une absence de préoccupation pour autrui ;
- la fourberie ;
- la manipulation ;
- l'irresponsabilité ;
- l'impulsivité et les comportements à risques ;
- l'hostilité.

Le terme sociopathie paraît plus adéquat puisqu'une absence de sens social a ici toujours des répercussions sociales. La psychopathie n'a jamais été considérée comme une maladie mentale. Dans le Manuel de psychiatrie d'Henri Ey *et al.*, datant de 1970, on retrouve déjà ce trouble rangé dans la catégorie des déséquilibres psychiques. On y parle de dégénérescence, comme 100 ans plus tôt, de caractéropathie, de psychopathie caractérielle. Cela concerne des individus chez qui existe un contraste évident entre une absence de troubles cognitifs, une absence de maladie mentale et des troubles graves des conduites. Les termes de personnalité psychopathique rassemblent plusieurs styles, mais qui ont en commun une grande impulsivité et une antisociabilité. On y retrouve les excentriques, les inadaptés, les pervers, les délinquants, etc. Ces auteurs distinguent les pervers constitutionnels, les pervers sexuels et les toxicomanes.

Le psychopathe est partout et peut apparaître comme charmant, sympathique. Si son intelligence est médiocre, il fera partie de ces petits délinquants passant une bonne partie de leur vie en prison pour vol, agression, ou meurtre. S'il est plus intelligent, il pourra survivre sans se faire prendre, parfois dans des situations de semi-marginalité. S'il est très intelligent et issu d'un milieu social favorisé, il sera particulièrement doué pour la dissimulation et l'exploitation des failles du système. Il deviendra homme politique ou chef d'entreprise. Il escroquera sans remords, s'enrichira sans scrupule sous des abords *a priori* respectables. Il n'éprouve aucune culpabilité, a un défaut d'empathie et d'amour, ce qui l'amène à avoir des relations sociales et amoureuses désinvoltes et insensibles. Par ailleurs, il cherche le plus souvent des excuses pour justifier certains actes déplorables dont il est l'auteur et en impute la faute aux autres.

Le psychopathe a besoin d'une structuration contraignante extérieure, posée par des routines et des actes imposés pour recréer en lui les interdits nécessaires à la dissuasion de ses pulsions revendicatives, souvent violentes. On y arrive en prison où beaucoup restent « tranquilles ». A leur sortie, ce contrôle levé, les habitudes reprennent vite. Il y a 3 à 4 fois plus d'hommes que de femmes, mais il y a aussi des femmes attirées par ce type de personnalité. Un facteur génétique a été avancé, un déficit au niveau frontal dans les zones qui concernent l'empathie et les fonctions exécutives. Mais même dans ce cadre, on peut exclure tout déterminisme absolu. James Fallon, un professeur américain de neurobiologie, découvre fortuitement qu'il a tout pour être un psychopathe : antécédents familiaux de meurtre, fonctionnement cérébral typique révélé au CT scan, mais il n'en a aucun signe clinique. Une éducation aimante et organisée l'en aurait-elle préservé ?[137]

Le débat reste ouvert : les fous n'ont rien à faire en prison et peut-on se poser la question lorsqu'il y a troubles de la personnalité de type antisociale dont les pervers, les toxicomanes et les sociopathes ?

ETRE FOU, SE SENTIR FOU

Est-on fou ou se sent-on fou ? Dans le monde existent quelques lieux où les fous vivent libres, ou presque. Ils « appartiennent » à une institution psychiatrique, mais ils vivent au quotidien dans des familles d'accueil. Nous avons déjà évoqué la Belgique avec Geel et Lierneux. Il y a aussi, en France, le village des fous à Ainay-le-Château[138]. Là-bas, aux confins de l'Allier au sud de Paris, pas très loin de Montluçon, la tradition d'accueil de personnes atteintes de troubles psychiatriques remonte à plus d'un siècle. Dans les années 1900, les asiles d'aliénés parisiens accusaient une surpopulation importante. Il a alors été décidé d'envoyer les patients qui souffraient de troubles chroniques pas trop lourds en province, dans des familles

[137] Le neurobiologiste qui a découvert qu'il était psychopathe, sciencepresse/node-blogue.tpl.php
Le cerveau à tous les niveaux, le 25 novembre 2013.

[138] Mongeat J.P., *L'avenir du centre hospitalier spécialisé interdépartemental d'Ainay-le-Château* : http://fulltext.bdsp.ehesp.fr/Ensp/Memoires/2000/iass/mongeat.pdf
Voir aussi Jodelet D. (1989), *Folies et représentations sociales.* Paris : PUF.

nourricières volontaires, en échange d'une indemnisation. Ces familles, formées et informées, sont des accueillants quasi professionnels avec mission éducative. Les patients ne perdent pas pour autant le lien avec l'hôpital. Ils continuent d'être suivis par un psychiatre, et un infirmier passe les voir plusieurs fois par semaine. Ils assistent aussi, dans le cadre de l'ergothérapie, à des ateliers de peinture, vannerie, ferronnerie, travail à façon, alphabétisation, etc. Enfin, un membre de l'hôpital veille en permanence à ce que le trio « patient, hôpital et accueillant » fonctionne au mieux et gère les éventuels changements de familles d'accueil.

La tradition de ces colonies familiales nous laisse entrevoir une autre perspective que l'hôpital pour accueillir ces fous. Si la peur et la volonté de faire régner l'ordre et la sécurité publique sont les moteurs de l'enfermement, pourquoi et comment certains arrivent-ils à surmonter cette peur et à offrir une alternative ? La première motivation de ces familles d'accueil est la tradition familiale, issue elle-même d'un besoin d'appoint d'abord en aide aux travaux des champs et ensuite en aide financière. La seconde motivation peut résider dans la survie de la communauté, à une époque où progressivement les campagnes se désertifient et où un emploi dans l'hôpital permettait aux autochtones de rester au village. D'un autre côté l'existence d'une telle colonie peut empêcher le repeuplement, faire fuir certains, car la témérité des uns peut amplifier la peur des autres. La stigmatisation se déplace ainsi, de l'hôpital sur les familles d'accueil. Les malades sont eux-mêmes sélectionnés avec soin et on retrouve essentiellement des déficients intellectuels (1/4), des schizophrènes (1/4), des délirants et des alcooliques. Les épileptiques sont très peu accueillis, leurs crises éventuelles restant source de frayeur, tant sur le plan psychologique que physique. L'habitude de côtoyer des fous assure aussi une certaine pérennité du projet, car, pour les villages voisins, cet accueil reste choquant. Il y a les moments privés et les moments publics. En effet, les fêtes sont l'objet de rassemblements et, le plus souvent, les fous par leurs attitudes étranges ou différentes, font fuir. Et, si ce n'est le cas, chacun se méfie, surveillant le fou qui, par définition, garde la possibilité d'une réaction folle, c'est-à-dire inattendue. Il y a donc les « pour » et les « contre ». La liberté dont jouissent les pensionnaires est source de menaces pour l'image du groupe, du village. On craint qu'un visiteur de passage, ignorant leur appartenance institutionnelle, se laisse abuser par leur apparence et ne les assimile au reste de la population. Ne mélangeons pas tout ! Toute intégration ou toute inclusion a ses limites. Ces limites concernent bien la proportion de fous par rapport à la population générale, mais aussi celles qui sont stigmatisées par rapport à celles qui le sont moins. Autrement dit, le fou qui a l'air fou fait plus peur sur le plan psychologique, mais moins peur que le fou qui paraît moins fou et qui finit par vous ressembler.

Ces colonies mettent en exergue un phénomène que nous n'avons pas encore abordé, celui de la contagion. Phénomène important des représentations sociales, la folie possède une forte aura de contagion, même si la science ne le confirme en rien. Ce phénomène est probablement issu, par analogie, de la contagion des phénomènes de foule. Depuis les travaux de Gustave Le Bon[139], les individus d'une foule réduisent leur identité personnelle au profit de celle de leur somme. La foule psychologique est un être provisoire, formé d'éléments hétérogènes qui pour un instant se sont soudés, absolument comme les cellules qui constituent un corps vivant forment par leur réunion un être nouveau manifestant des caractères fort différents de ceux que chacune de ces cellules possède. Ainsi, l'individu doux et gentil peut devenir d'une incroyable brutalité lorsqu'il rejoint l'anonymat du groupe (phénomènes des mouvements de foules et de certains crimes collectifs). La folie a un caractère de contagion dans l'image qu'il renvoie. Si je regarde trop, je finirai par voir ma propre image. A force de le fréquenter, je finirai par imiter ses conduites extravagantes. D'ailleurs, le psychiatre est souvent vu porteur de la folie de ses patients.

On retrouve également, à côté de la stigmatisation, de l'abus parfois, de la contagion, la notion de maladie honteuse, la dépression en particulier, terminologie réservée par ailleurs aux maladies sexuellement transmissibles. Cela est dû, entre autre, à deux caractères de la folie. Elle est d'une part associée à une tare familiale. Chacun connaît un couple ou un des membres renvoie au conjoint l'origine d'un défaut d'un conjoint, surtout en cas de divorce. D'autre part, la folie reste associée, comme au Moyen Age à l'expiation d'une faute. Le fou était alors dépossédé de lui-même et possédé par le diable. Le regard de l'autre, quand on a soi-même conscience de la proximité du mal, vous y enferme et l'on se prend à redouter d'être vu comme fou, sinon de le devenir.

Il y a également la représentation physique du fou. Il a nécessairement les habits de travers, une apparence infantile, des tics, une démarche robotisée, des hésitations, une élocution laborieuse. Ces éléments transcendent leur uniforme éventuel, et leur donnent une identité propre dévalorisée sur le plan social. Lorsqu'il se fond dans le paysage social, que rien ne le distingue du civil, du badaud, d'une personne ordinaire, cela inquiète encore plus et certains exigent un insigne distinctif, comme pour les juifs sous l'occupation.

Une autre représentation assimile le fou à un enfant, car la folie et l'enfance font bon ménage. L'enfant a cependant l'excuse que c'est transitoire et qu'il va rapidement atteindre l'âge de raison. L'inexorabilité de la folie fait partie

---

[139] Le Bon G. (1895), *Psychologie des foules*. Paris : PUF.

de nos croyances. Un fou ne peut devenir normal, et au mieux, son état se réveille à la moindre occasion, comme un bras cassé fait mal des années plus tard en cas de temps pluvieux.

Ainsi, ces représentations – il y en a d'autres – naviguent au gré des vents, oscillant tantôt dans la peur, tantôt dans le rejet et tantôt dans la tolérance voire dans l'acceptation. La tolérance suppose une altérité et donc une catégorisation. Un besoin cognitif d'organisation, d'interprétation et de maitrise de l'environnement physique et social entraîne une classification de ses éléments. Elle rend compte de la perception des personnes, la formation des stéréotypes et des préjugés, et surtout la comparaison entre les groupes et la discrimination sociale. On y retrouve la source de nombreux conflits.

Bref, il n'y a de fou que celui qui paraît fou. Un acte de cruauté est vu comme folie dans certaines situations et courage dans d'autres (décapitations par les djihadistes de l'état islamique). La crise épileptique ou la transe hystérique sont des signes de maladie et ailleurs des signes d'une possession démoniaque ou d'un message d'un dieu. Le délire mystique demande un enfermement dans certains lieux et sont encensés comme des génies dans d'autres. Les exemples sont nombreux et si la folie fait peur, c'est son vécu qui la qualifie. On est fou, on se sent fou, on fait le fou. Certains l'assument et d'autres le cachent.

ETRE NORMAL, ETRE CONSIDERE COMME FOU

Il y a les fous et il y a les sages. Jamais on ne se pose la question de savoir s'il y a une limite entre les deux, limite bien difficile à déterminer. A partir de quel moment, quelqu'un est-il considéré comme fou ? La barrière est difficile à placer. C'est comme une taille moyenne ou la méchanceté : quand les frontières, dans un sens ou l'autre, sont-elles franchies ? Ainsi, parfois, le repérage des signes n'est pas aisé. Il arrive que certains présentent une apparence négligée, aient des troubles de la coordination motrice, présente un défaut articulatoire et l'amalgame est vite fait, comme quand on assimile d'emblée une personne avec infirmité motrice cérébrale avec un déficient intellectuel ou une personne avec autisme avec quelqu'un sans affects.

Cette frontière ténue a pour premier effet d'engager, peu ou prou, un contrôle social. On ne peut en effet prendre le risque de voir les castes ou les classes sociales se mélanger. Plusieurs manières concourent à rendre évidentes l'hétérogénéité des malades et la partition qui oriente, au sein de la communauté, des rapports réglés indépendamment de la particularité de leurs acteurs. Une autre ségrégation existe au sein même de la communauté des fous. Il y a les fous fous et les fous simples, ceux qui délirent et qui sont proches de la démence et ceux qui ne font que s'éloigner légèrement des conduites acceptables et admises.

Quoi qu'il en soit, l'incompréhension est de mise. Un fou ne sait pas qu'il est fou, mais une personne « normale » sait qu'elle n'est pas folle. Et cette dernière ne pourrait comprendre la folie puisqu'elle n'en fait pas partie.

INCLUSION SOCIALE, INTEGRATION SOCIALE ET FOLIE

Des démarcations spontanées sont les signes les plus évidents d'un ordre fixant la place des fous dans la communauté. Elles s'accompagnent de mesures discriminatoires, plus formelles ou plus subtiles, englobant tous les malades, quelles que soient leurs particularités et leurs qualités. En 1991, à la suite de la première loi de désinstitutionnalisation en Belgique, une maison de repos s'était remplie de malades provenant de divers hôpitaux psychiatriques. A la suite d'un long chemin, certains allaient faire des courses au village, sans cependant jamais côtoyer réellement les habitants locaux. Ne rêvons pas : chacun doit rester dans sa caste, comme en Inde. On ne se mélange pas.

L'apparence est le premier critère d'appartenance à une classe sociale, avec ses atours : coiffure, rasage, parfum, maquillage, mais aussi habits, allure, type de voiture. Qu'il s'agisse d'infirmiers ou d'éducateurs, d'étrangers ou de familiers, peu d'entre eux mettent l'accent sur l'apparence, premier facteur d'intégration. Afin de se rapprocher de la classe sociale des gens normaux, il faut d'abord leur ressembler. C'est ainsi qu'on voit dans les magasins des personnes dont on devine tout de suite la provenance, par leur apparence tant physique que vestimentaire, comme si leur allure parfois liée à la prise de médicaments ne suffisait pas.

Le second critère dépendant du premier est de considérer fou tout citoyen de second ordre. D'ailleurs, son statut ou sa maladie l'empêche d'exercer une fonction citoyenne, y compris dans le vote ou la votation politique. Etre malade, être fou, venir d'un hôpital psychiatrique ou d'un hébergement privé de ce type est déterminant dans l'assimilation à un statut similaire à celui de prisonnier, y compris par la suppression de certains droits.

Un troisième critère concerne la désobéissance et la docilité. La tolérance à l'égard du fou dépend fortement de ce critère. La dangerosité, réelle ou supposée, est un facteur de rejet majeur. Dans le même sens, toutes les habitudes particulières, qu'on appelle parfois « manies », rebutent au même titre que tout signe de malpropreté ou d'incontinence.

Un quatrième critère se situe au niveau de la rentabilité personnelle, sociale et professionnelle. Un fou qui gagne sa vie est moins stigmatisé que celui qui est à charge de la société.

Enfin, l'âge intervient également quand une démence ne l'a pas rattrapé.

Ainsi, il y a les fous hospitalisables car perturbateurs. Une décision médicale et judiciaire intervient alors. Cette judiciarisation du phénomène est bien la preuve que la folie a à voir avec la sécurité publique.

Tous ces critères marginalisent la folie bien plus qu'on ne l'imagine, au-delà des considérations abstraites et des bonnes volontés particulières. L'exclusion est la règle. Parfois, dans certains milieux (comme les colonies ou les habitations protégées, ou dans certains quartiers), on peut parler de tolérance et même d'intégration par la présence. Il n'est cependant pas question d'inclusion. Nous parlons ici de degré de tolérance, car, bien évidemment, l'inclusion et le « vivre ensemble » restent des utopies ou au mieux une tendance, une direction vers laquelle tendre.

SOINS OU REHABILITATION OU READAPTATION ?

Depuis toujours, le fou travaille à l'hôpital et souvent même plus qu'en dehors. L'ergothérapie est utilisée comme adjuvant thérapeutique au même titre que l'art thérapie. La première école d'ergothérapie en France date de 1954, pays qui compte environ 8.500 ergothérapeutes dont « la fonction consiste à maintenir, restaurer et permettre les activités humaines de manière sécurisée, autonome et efficace par le biais d'activités de rééducation, de réadaptation et de compensation ». La prise en compte de l'homme comme animal créateur, comme impliqué dans une activité de création, permet à l'ergothérapie de mettre en place un cadre temporel et spatial. Il donne au malade l'occasion de créer ou tout simplement d'agir sur son environnement. L'ergothérapie à l'asile est une histoire ancienne. On sait que Pinel en France, s'inspirant du Père Murillo, a transformé le mot « folie » en « maladie mentale ». En parallèle, il promeut l'activité selon les possibilités de chacun, car elle permet « une meilleure irrigation du cerveau, un mouvement récréatif, une occupation de l'esprit qui arrête les divagations, prévient les congestions de la tête et prépare un sommeil tranquille ».[140] Il ajoute : « Deux heures par jour de travail réel sont plus bienfaisantes et plus profitables pour le malade que le fait de figurer tout le jour comme membre oisif d'une équipe de travail ». Ainsi s'ouvrent les voies d'une ergothérapie réfléchie. Le travail du malade à l'asile n'est pas

---

140 Pinel P. (1809), *Traité médico-philosophique sur l'anliénation mentale. Paris-Brosson (version électronique : https://archive.org/details/traitmdicoph00pine)*

une fin en soi, mais un moyen d'atteindre une fin plus élevée, de le faire progresser.[141] C'est pourquoi l'ergothérapie s'inscrit au plus profond de la réadaptation. A l'hôpital, le travail est devenu ergothérapie, mais ce sont souvent les mêmes tâches qu'autrefois, avec de faibles budgets. Il s'agit plus d'artisanat que de travail réel. Les ponts entre l'hôpital et la société restent bien trop légers et étroits pour permettre une réelle utilité fonctionnelle à ces activités. Le malade a perdu sa fonction sociale. Il s'est déshumanisé. Les médicaments l'appauvrissent, tout en colmatant les brèches de sa pensée Réadapter, c'est retrouver une adaptation perdue. Mais l'adaptation suppose une modification de réaction par rapport à un nouveau paramètre dans l'environnement. C'est probablement pour cela que l'enfermement et ses routines prévisibles et immuables rendent tout changement improbable D'ailleurs, quels drôles de mots : réadaptation, rééducation, et même réhabilitation (plus anglophone). Les questions de la finalité, des objectifs des moyens restent posés. Réadapter le fou à quoi ? A sa vie perdue, à un nouvel environnement, à une vie sociale voire professionnelle, à la gestion de son quotidien ?

La réhabilitation a elle une connotation bien plus péjorative en français réhabiliter un honneur perdu, une innocence, retrouver la capacité à gérer se biens. Quand on utilise ce terme, on met encore plus en avant l'incapacité juridique du dément ou du fou ainsi que son statut d'enfant.

Finalement, entre toutes ces actions possibles, il ne reste plus qu'à soigner le fou. La prédominance fut longtemps accordée aux techniques répressives e aux incitations basées sur la satisfaction de besoins élémentaires : besoin organiques surtout et grégaires parfois. Le soignant dispose pour adapter le fou à ses manières à lui ou à l'institution ou à la société de diverse techniques, essentiellement humaines et relationnelles. Il ne connaît pourtant souvent que la position de repli dans le laisser-faire ou le renvoi du malad selon que les comportements difficiles ou différents sont jugés d'importanc mineure, secondaire ou rédhibitoire. Pendant des siècles, la contention seul était capable de contrôler les crises. Des tentatives de soins, comme le bains, les seaux d'eau, les vapeurs, une diète n'avaient guère d'effets. L grande révolution de la psychiatrie, celle qui donne au médecin un vrai rôl de soignant, avec du pouvoir, de l'argent, un statut, ne fut pas la cessatio des grands enfermements, mais la synthèse de la phénothiazine en 1883 e l'usage du phénergan en 1940. Ce n'était là que le début d'une pharmacopé prenant ses racines dans l'herboristerie. Les propriétés psychotropes de l datura, l'herbe aux fous, sont connues depuis longtemps. Elle a été utilisé par de nombreuses sociétés traditionnelles (notamment chez les Aztèques, e Chine et en Inde durant des siècles). Elle est connue pour ses propriété

[141] Hernandez H. (Dir.) (2012), *Ergothérapie en psychiatrie.* Bruxelles : De Boeck.

psychotropes et hallucinogènes. Elle était considérée en France comme une plante associée à la magie noire, et elle faisait partie des plantes des sorcières avec la belladone et la mandragore. C'est à partir de la datura que le chimiste allemand Albert Ladenburg isole en 1881 la scopolamine, sédatif central utilisé à de multiples fins pendant des décennies (sérum de vérité, calmant, analgésique, etc.). N'oublions pas que l'alcool et le cannabis notamment sont également des psychotropes utilisés depuis la nuit des temps. Le premier neuroleptique, le largactil, appelé ensuite l'aspirine de la psychiatrie, est apparu en 1952. C'est lui qui a révolutionné la psychiatrie, qui a permis de revenir à une pensée biologique, qui a surtout redonné espoir dans une vie meilleure à des milliers, des millions de fous. Très vite, les neuroleptiques se sont multipliés, car en 1973 on en compte 15. Les benzodiazépines, aux effets calmant et sédatif, apparaissent très peu de temps après, de même que les antidépresseurs avec le prozac (1988), utilisé à grande échelle et appelé la pilule du bonheur. Le lithium comme régulateur de l'humeur était connu et utilisé en psychiatrie dès 1948, mais avec des effets trop négatifs. Il fallut attendre 1967 pour en assurer un usage optimum, notamment dans la maladie bipolaire. Ce sont ces médicaments qui auraient pu faire chuter le nombre d'hospitalisations, car les manifestations les plus inquiétantes de la folie disparaissent le plus souvent. On l'espère du moins, car nous avons vu que les hospitalisations ont malgré tout connu une augmentation dans la deuxième moitié du XXe siècle. Les cachots deviennent des chambres, les bains froids diminuent, mais le nombre de gouttes et de comprimés explose. L'halopéridol en 1957 amplifie encore ce phénomène. L'usage de ces psychotropes est alors immodéré, malgré des effets secondaires dramatiques dont la somnolence, l'obésité, des tremblements, des dyskinésies parfois permanentes, ou encore… la folie et la mort.[142]

Il ne faut pas croire que cette panoplie, qui va sa diversifier et réduire les effets secondaires avec le temps, empêche les cures de sakel, les électrochocs, la psychochirurgie et même le *packing*. Il s'agit d'une technique ancienne qui consiste à comprimer le malade dans des draps gorgés d'eau froide. Cette technique est d'ailleurs encore utilisée, sans eau, avec des enfants autistes. Ces cures d'un autre âge, souvent condamnées, ne font l'objet d'aucune levée de bouclier particulièrement efficace.

Il faut donc éduquer avant de soigner et soigner avant de rééduquer et adapter. Il y a là une logique essentielle à toutes ces prises en charge. Derrière elles, on pressent cependant une volonté de rendre semblable ou bien de refuser le différent.

---

[142] D'après Quétel, *op. Cit.*

FOLIE ET SANTE MENTALE, UN CONTINUUM

Finalement, on se rend compte que la folie est partout, ainsi d'ailleurs que la santé mentale, les deux sur un même continuum. Il n'y a pas d'un côté les fous qui doivent être marginalisés, stigmatisés et d'un autre les personnes saines d'esprit qui se situent dans la moyenne.

Nous défendons ici l'idée que chacun d'entre nous possède des germes de la folie, le tout étant, pour s'exprimer, de trouver des conditions suffisantes. Nous avons vu que ces conditions concernaient la vie sociale, l'histoire individuelle, la biologie et la génétique. La folie n'est pas toujours identifiable. Ce ne sont finalement que quelques conduites identifiables qui assurent l'ostracisme : conduites dangereuses, conduites agressives, démarche, regard, propos, attitudes, réactions. Certains fous agissent avec discrétion ou adoptent des attitudes peu différenciées. Ils peuvent se permettre de vivre en hommes et femmes libres au sein de la société.

N'importe quel individu, à un moment précis de sa vie, se retrouve sur ce continuum, plutôt du côté de la santé ou plutôt du côté de la folie. C'est en même temps un balancier qui oscille et bouge continuellement, de façon à nous faire glisser d'un côté à l'autre.

Cette représentation nous donne l'idée d'un grand tout humain, où l'expression de la santé et la folie font partie de sa nature et traduisent une situation éphémère. Aux extrémités, rien n'est évidemment possible. Personne n'est jamais totalement fou, ni totalement sain.

La frontière entre santé mentale et folie est ténue. Tout le monde peut connaître des difficultés psychologiques à un moment de sa vie. Tout le monde a une personnalité avec des failles parfois béantes. Quelle est la frontière entre le normal et le pathologique ?

La première distinction à faire est celle de la raison et de l'esprit. Beaucoup de peuples africains ne s'y trompent pas quand ils font cette distinction : un cerveau peut avoir un esprit renversé qui crée de nouvelles histoires, de nouvelles perceptions. Par contre, un foie renversé évapore la sagesse et s'exprime dans de la violence, jugée animale.

La seconde distinction rejoint celle d'humanité. Quand un homme (ou une femme) cesse-t-il d'être un homme. L'alcool peut être un stimulant, un euphorisant, un anxiolytique, mais il devient un poison de l'âme quand il conduit la personne à un statut de bébé ou de vieillard grabataire ou l'amène à des conduites violentes. Il ne peut plus alors rester debout, parler, raisonner. Il devient un animal. Toutefois, l'animalisation de l'alcoolique ne se fait pas que par référence à sa violence. Elle peut procéder d'une infériorisation, liée au fait que le conjoint ou l'entourage perçoit désormais le buveur comme un être déchu de sa dignité d'homme (ou de femme).

La troisième distinction concerne la norme, physique ou sociale, déjà évoquée antérieurement et qui fixe des critères de soins. Par exemple, une température corporelle inférieure à 38° ne demande pas de soins, mais bien toute température supérieure. Pour la folie, ces normes sont moins claires. Elles reposent le plus souvent sur les éléments subjectifs de tolérance et objectifs de comportement.

Une quatrième distinction concerne la valeur du vivant. Il y a les différences individuelles qui ne sont acceptées que dans certaines limites. Un léger dépassement est toujours possible. Mais toute différence ou particularité est sujet de moquerie et de rejet. Une anomalie est d'abord étymologiquement une inégalité, une différence de niveau. L'anormal est simplement le différent.

Un aspect subjectif intervient dans la cinquième distinction : quand un individu commence à se sentir malade, à se dire malade, à se comporter en malade, il est passé dans un autre univers, il est devenu un autre homme. Cela est encore plus flagrant quand il ne s'agit pas d'une perturbation physique, mais d'une maladie du comportement, quand un fou se comporte comme un fou. N'oublions pas qu'un excentrique peut être fou, mais son comportement n'est pas toujours assimilé à une folie.

Par ailleurs, un sixième critère précise qu'il existe une forme d'adaptation spécialisée pour une tâche donnée dans un milieu stable, mais qui est menacée par tout accident modifiant ce milieu. Cela concerne en fait le seuil du pathologique. Chacun porte en soi les germes ou les faiblesses qui pourraient devenir cancer, AVC, maladies diverses voire mentales. Certaines circonstances, en quantité et en qualité, les transforment et d'autres pas.

Enfin, un septième critère concerne la tolérance. Nous tolérons de certains ce que nous ne tolérons pas d'autres. Par exemple,

Knock ou le triomphe de la médecine.
Acte I, scène unique

Le docteur : Comment ? Ne m'avez-vous pas dit que vous veniez de passer votre thèse l'été dernier ?

Knock : Oui, trente-deux pages in-octavo. Sur les prétendus états de santé, avec cette épigraphe, que j'ai attribuée à Claude Bernard : « les gens bien portants sont des malades qui s'ignorent ».

Acte II, scène III

Mousquet : Encore faut-il qu'il tombe malade !

Knock : « Tomber malade », vieille notion qui ne tient plus devant les données de la science actuelle. La santé n'est qu'un mot, qu'il n'y aurait aucun inconvénient à rayer de notre vocabulaire. Pour ma part, je ne connais que des gens plus ou moins atteints de maladies plus ou moins nombreuses à évolution plus ou moins rapide. Naturellement, si vous allez leur dire qu'ils se portent bien, ils ne demandent qu'à vous croire. Mais vous les trompez. Votre seule excuse, c'est que vous ayez déjà trop de malades à soigner pour en prendre de nouveaux.

CONCLUSION DE LA TROISIEME PARTIE

Le fou peut vivre dans sa famille, en milieu hospitalier ou dans un milieu adapté comme un hébergement protégé ou une famille d'accueil, mais plus difficilement en société. Sans cesse, ses conduites, ses tics et son apparence sont scrutés, afin de déterminer son degré de conformité au groupe social, son degré supposé de dangerosité. A force de se sentir fou, on le devient. Car c'est le regard de l'autre qui stigmatise et qui amplifie, dans une représentation collective, l'expression de la folie. La dévalorisation sociale est alors importante, car l'écart par rapport à la norme peut être grand, bien qu'existe une hiérarchie dans la folie. Il est moins grave d'être déprimé que délirant et pourtant, un déprimé grave risque bien plus sa vie qu'un délirant doux.

La question qui nous a occupés est la suivante : comment passer d'un état de folie à un état de santé mentale ?

Selon la représentation de la folie, l'abord d'une situation personnelle sera très différent. On tentera de lui donner goût à la vie, de lui permettre de créer, de s'engager dans une occupation aux vertus magiques, de se soigner, de se réadapter et parfois de se réhabiliter. Mais jamais, il ne retrouvera son identité propre, celle de son enfance, celle de son statut familial, celle de collègue de travail. Toujours, comme une tâche de vin sur la figure, ce stigmate le poursuivra.

Nous aspirons tous à rester dans un état que nous qualifions de bonne santé. Pas le fou puisque par définition, il ne sait pas qu'il est différent ou malade. Faut-il l'aider à rejoindre la cohorte des personnes « saines », selon quels critères et comment ?

Les services qui s'occupent de santé mentale sont là pour éviter l'hospitalisation et donc une mise au ban de la société. Force est de constater que l'échec est total. Il n'y a jamais eu autant de fous dans les hôpitaux, malgré les tentatives d'une désinstitutionalisation et l'installation de programmes de soins dans la communauté. Le législateur est évidemment écartelé entre ce que lui disent les experts (la folie peut se soigner à domicile) et ce que lui disent les citoyens (la folie est dangereuse et il faut nous en protéger).

Entre protection, soins et écartement, le fou oscille et cherche à survivre dans une promiscuité sociale de plus en plus grande et donc de moins en moins ouverte et dans un cadre d'urbanisation de plus en plus grand et donc dans des ghettos. Il ne faut pas se leurrer. Les fous qui sortent de l'hôpital se retrouvent en famille. Souvent leur amélioration est telle qu'ils peuvent, peu ou prou, revenir à leur ancienne vie. Mais, on retrouve aussi une cohorte de plus en plus importante de fous regroupés dans des maisons communautaires, dans des quartiers insalubres, parfois à la campagne, où on les repère immédiatement. Ils sont dorénavant aux mains de marchands de sommeil, ceux qui leur offrent un service hôtelier, sans guère de contrôle sur la qualité de l'accueil et des soins.

PARTIE IV : L'AVENIR

LA FOLIE DEMAIN

En Belgique, l'épilepsie touche 60.000 personnes. La maladie est présente sur toute la surface du globe. Les enfants et les personnes âgées sont plus souvent concernés que le reste de la population. Quarante millions de personnes sont atteintes par ce mal dans le monde. En France, environ 7 individus sur 1.000 sont concernés et près de 30.000 personnes font chaque année des crises épileptiques. Le nombre total de malades se situerait autour de 450.000, dont environ la moitié sont des jeunes de moins de 20 ans. On estime enfin que 5 % de la population peut, à tout moment, faire une crise. Le nombre de nouveaux cas survenant chaque année en France est de 40. 000, soit près de 100 nouveaux cas par jour. Cette affection neurologique chronique est la plus fréquente après la migraine. Pourtant, elle reste largement méconnue et stigmatisée. Elle est encore aujourd'hui entachée de nombreux préjugés aux conséquences psychosociales lourdes pour le patient : sous-emploi, anxiété, dépression, troubles sexuels, baisse de socialisation, etc. La stigmatisation est liée au manque de connaissance de la maladie, mais aussi au caractère imprévisible et impressionnant des crises. Cela nous rappelle un des motifs de la peur de la folie et l'enfermement. L'imprévisibilité des crises a rattaché l'épilepsie à la psychiatrie depuis toujours, en sachant malgré tout que les crises sont parfois associées à des troubles psychiatriques (psychose ictale). Il n'empêche que le facteur de méconnaissance reste très important. Ainsi, 40 % des 404 personnes sondées au sein du grand public ne savent pas qu'il s'agit d'une affection du cerveau et 32 % d'entre elles pensent encore à l'heure actuelle que l'épilepsie est une maladie mentale.[143] Pourtant, entre les crises, le cerveau de l'épileptique, qui n'est pas un mal à vie, fonctionne bien.

Cet exemple souligne l'idée qu'on découvre de plus en plus l'origine neurologique et souvent génétique des maladies mentales. Cela signifie-t-il que la psychiatrie est en voie de disparition au profit de la neurologie et de la génétique ? Il fut un temps, pas si lointain, où les psychiatres étaient neuropsychiatres. On a voulu séparer l'enseignement de la neurologie et de la psychiatrie, toujours dans le même esprit ancien corps-esprit. Cependant, le DSM-5 évoque maintenant une série de maladies neurocognitives pour traduire ces maladies qui s'expriment par des crises et des déficits cognitifs et dont l'origine neurologique ou génétique sont connues.

Au-delà de cet exemple et de ces considérations, les espoirs dans un autre avenir sont multiples. La psychiatrie peut sortir définitivement de l'obscurité

---

[143] Fixelles C. *Epilepsie : non, ce n'est pas une maladie mentale*, L'avenir du 7 février 2014.

où elle a été placée et où elle s'est placée elle-même très longtemps, pour devenir une des disciplines de pointe de la médecine et permettre de faire face au défi majeur de santé publique que représente la santé mentale.[144] Les incidences démographiques sont de mieux en mieux connues et le coût financier et social de ces maladies explose. En 2011, 38,2 % de la population européenne a souffert d'un trouble psychiatrique au cours de l'année écoulée, avec notamment 6,9 % de dépression majeure, 14 % de troubles anxieux généralisés, 1,2 % de troubles psychotiques et 0,9 % de troubles bipolaires.[145] Plus généralement, l'OMS retient 5 maladies mentales parmi les 10 pathologies majeures du XXIe siècle. Ces maladies restent la première cause d'arrêts maladie de longue durée et la seconde pour les arrêts maladie de courte durée. Un malade mental a une espérance de vie réduite en moyenne de 9 ans.

Reprenons ici quelques techniques prometteuses qui pourraient faire évoluer les techniques de soin de ce type de maladie.

Le traitement psychologique des délires et hallucinations a pris de nouvelles voies depuis quelques décennies en lien avec l'approche cognitive. Ces techniques trouvent leur efficacité lorsque les facteurs de stress environnementaux sont également pris en compte. Le but de ces remédiations cognitives est d'améliorer la mémoire, l'attention et le raisonnement, en plus du support aux améliorations des compétences sociales. Plus récemment, l'orientation des recherches va vers la mémoire du contexte et de la source des symptômes. Il est en effet probable que les hallucinations résultent en partie d'un trouble du *self monitoring*, c'est-à-dire de l'incapacité pour le patient de distinguer source externe et source interne des stimuli. Il ne sait pas s'il a entendu des voix ou s'il s'est parlé à lui-même. Les délires eux-mêmes peuvent être vus comme une corruption de la connaissance, le patient accordant une confiance excessive à des souvenirs et pensées erronés. Il ne sait plus qui croire de ses croyances basées sur des faits ou de celles construire dans l'imaginaire. Des programmes de recherche existent dans ce domaine de la source.[146]

Des chercheurs de l'Inserm ont réussi à réduire le comportement compulsif de souris à l'aide de l'optogénétique, technique alliant stimulation lumineuse et génie génétique. Cela constitue un espoir dans le traitement de patients

---

[144] *Prévention des maladies psychiatriques, pour en finir avec le retard français* : Institut Montaigne, octobre 2014.

[145] Wittchen H.U. & al. (2011), *The size and burden of mental disorders and other disorders of the brain in Europe 2010*. European Neuopsychopharmacology, 21, 655-679.

[146] Favrod J. & al. (2008), *Erreurs de mémoire et symptômes psychotiques : état des connaissances et perspectives thérapeutiques*. In Campanella S. Et Streel E. : Psychopathologie et neurosciences. Bruxelles : De Boeck.

atteints de TOC. L'optogénétique désigne le contrôle de certaines cellules, en particulier cérébrales, par la lumière, via l'insertion de gènes spécifiques.[147]

Un traitement diurétique a été mis au point pour traiter l'autisme, afin d'éliminer un excès de chlore dans les cellules cérébrales, via l'usage d'une hormone, l'ocytocine.[148]

La dépression est devenue un enjeu de santé publique. Même si sa prise en charge a bénéficié de nombreux progrès, certains patients sont en échec de traitement. Depuis peu, une alternative prometteuse existe : la stimulation magnétique trans-crânienne. Pouvant être pratiquée sans hospitalisation, elle bénéficie depuis peu d'outils lui offrant une meilleure efficacité.[149] Cette technique existe depuis 1985 et permet une stimulation focalisée, non invasive et quasi indolore, du système nerveux central. Des pulsations électriques sont déchargées au sein d'une bobine électromagnétique placée sur le cuir chevelu. Ces pulsations induisent un courant électrique dans les tissus stimulés : en basse fréquence pour un effet inhibiteur et en haute fréquence pour un effet facilitateur. La neurostimulation possède de nombreux avantages. Ainsi, les stimulations peuvent être modifiées à tout moment à l'aide d'un boîtier, sans nouvelle intervention. De plus, la nécessité de contrôles réguliers permet un suivi du patient. Enfin, et surtout, c'est une technique réversible : on n'enlève aucune structure cérébrale. On peut ainsi stopper provisoirement le traitement en arrêtant la stimulation et même de manière définitive en enlevant les électrodes. Cette technique repose évidemment sur l'idée que les troubles psychiatriques sont des dysfonctionnements des circuits neuronaux. Ses applications concernent notamment les hallucinations auditives des schizophrènes et la dépression.

Ces quelques exemples récents montrent que la psychiatrie évolue lentement vers une technicité de plus en plus importante et que les frontières avec la neurologie s'amenuisent. Il s'agirait de décloisonner les spécialités psychiatriques et somatiques en les rapprochant sur un même plateau technique ou via des réseaux de soins bien établis. Toutefois, on ne peut demander à la psychiatrie générale de soigner toutes les maladies dites mentales (de la dépression à l'autisme en passant par la schizophrénie, l'épilepsie ou les troubles bipolaires). A l'instar de ce qui s'est passé dans d'autres spécialités médicales (cancer, maladies neurodégénératives, etc.),

---

[147] *Method of the Year : Optogenetics*, Nature Methods, 20 décembre 2010.
[148] Tyzio T., *Oxitocyn-mediated GABA inhibition during delivery attenuates autism pathogenesis in rodent offspring*, Science, 6 février 2014.
[149] Fitzgerald P.B. et Daskalakis Z.J. (2011), *The effects of repetitive transcranial magnetic stimulation in the treatment of depression.* Expert Rev. Med. Devices, 8(1): 85-95.

des filières et des réseaux de soins spécialisés permettraient d'améliorer l prise en charge de patients spécifiques.

La folie de demain sera celle d'hier, mais son expression va s'adapter au nouvelles conditions de vie, à l'organisation sociale et ses symptôme probablement mieux contrôlés. Les attitudes à son encontre dépendront de l tolérance sociale, compte-tenu des peurs qu'elle engendrera encore. Qu'est ce qui fera peur dans 20 ou 50 ans ? Seront-ce les délires ou plus simplemen l'humour, les sentiments, l'originalité, la création qui seront mis au ban de l société ? On rejoint ici l'avenir de l'homme.[150]

Nous avons vu que les folies graves sont finalement peu nombreuses au sei d'une population générale. Comme d'autres événements humains, elle concernent des aspects communs de la vie, les émotions. En particulier, o retrouve une expression particulière de deux émotions de base : la peur et l tristesse. Souvent, elles s'entremêlent : la peur donne surtout des trouble anxieux et psychotiques, la tristesse la dépression et autres trouble alimentaires. Bizarrement, il n'y a pas ou peu d'expression de la folie dans l joie et la colère, même si ces deux émotions se manifestent dans la manie e les crises. On les retrouve plus probablement dans les troubles de l personnalité, notamment antisociale et perverse ou dans le versant maniaqu des troubles bipolaires. Le nouveau visage de la folie a donc vu « exploser littéralement le nombre de ces troubles. Pour rappel, dans le bilan de l'AIG 2013 (*op. cit.*), on retrouve dans les services de santé mentale, 53 % de personnes qui le font pour des motifs psychologiques et 22 % pour de motifs familiaux. On y retrouve seulement 3 % de troubles mentaux et d déviance du comportement social.

Une recherche, portant sur 600 étudiants universitaires âgés de 30 ans e non-exposés aux risques cliniques, a étudié la relation entre les abu physiques et sexuels subis durant l'enfance et les symptômes des troubles d la personnalité recensés. Les abus au cours de l'enfance ont été jugés comm l'un des plus gros facteurs de la symptomatologie. La gravité de l'abus es jugée statistiquement significative.[151] La maltraitance et la négligenc augmentent également les risques de troubles de la personnalité à l'âg adulte. Au cours des études suivantes, des patients en psychiatrie so examinés, et beaucoup d'entre eux présentent des expériences qui les o marqués durant la fin de l'enfance ou le passage à l'âge adulte. Les patient abusés sexuellement démontrent des risques élevés de psychopathologi

---

[150] Dalla Piazza S. et Garcet M. (2009), *L'avenir de l'homme en question.* Paris L'Harmattan.

[151] Miller P. M. & Lisak D. (1999), *Associations Between Childhood Abuse and Personali Disorder Symptoms. In* College Males, vol. 14, p. 642.

D'autres agressions physiques répétées dans la prime enfance joueraient également un rôle extrêmement fort dans le développement notamment de comportements antisociaux et impulsifs.[152]

Ainsi, l'expansion de ces petites folies, évoquées plus haut, pourrait être mise en relation avec des modifications des conditions sociales, de l'évolution de la famille et des rôles éducatifs (*parenting*). Reste en suspens la question du diagnostic de ces troubles de la personnalité dans les siècles passés. N'existaient-ils pas ou n'en faisait-on pas le constat ? Sont-ils liés aux conditions économiques et sociales ou uniquement liés à des situations de vie personnelles ? Ne correspondent-ils pas aux troubles névrotiques des deux siècles passés. On pense également aux dissociations de la personnalité, ou aux personnalités multiples, nombreuses à une époque en France et actuellement aux Etats-Unis et ayant quasi disparu actuellement en Europe. Il en va de même pour les conversions hystériques remplacées en partie par les syndromes de fatigue chronique ou de fibromyalgie ou encore de l'explosion des cas d'état-limite, peut-être liés à la modification de la structure familiale.

Bref, l'expression humaine d'une réalité intrinsèque reste extrêmement riche et variable. Les possibilités de nuances, d'expression, de déviance sont très nombreuses.

---

[152] Cohen P., Brown J. & Smailes E. (2001), *Child Abuse and Neglect and the Development of Mental Disorders in the General Population.* Development and Psychopathology. Vol 13, N° 4.

LA SANTE MENTALE DEMAIN

La santé mentale reste ainsi un concept flou et généraliste. Comme support pour sa propagation, la plupart des pays ont mis en route des services dits de santé mentale dont les missions reposent sur une idée : prévenir les hospitalisations des malades mentaux (et donc réduire le coût social de celles-ci). La prévention passe évidemment par des actions chez des jeunes enfants, des personnes en situation de crise ou de précarité, etc.

Ces services ont pour mission de rencontrer les besoins de la population générale. Ils s'inscrivent dans un long processus qui aboutit à des réformes dans nos pays occidentaux. Afin de réduire les coûts sociaux, de soigner adéquatement et d'éviter l'exclusion sociale, on obtient une sorte de pyramide des besoins en services :

- La base, le cadre le plus important, repose sur le *self-care*, ou soins de soi. Il s'agit de prévention, d'information, d'organisation sociale, de démystification. Toute personne est susceptible de connaître ses limites et de s'adapter à celle-ci.
- Ensuite, des soins informels dans la communauté reposent essentiellement sur les appuis communautaires. Chaque personne dispose d'un réseau dont il fait partie : service social, médecin traitant, amis, famille, etc. Ces personnes sont susceptibles de l'aider à dépasser des moments de crise ou à se faire soigner. Dans ce cadre, les organismes d'entraide jouent un rôle bien particulier et important.
- Des services de santé primaire sont assurés d'abord par les médecins généralistes, mais la collaboration avec les services de santé mentale pourrait être améliorée voire engagée dans certains cas. D'ailleurs, les services de santé mentale sont consultés comme service de première ligne de plus en plus fréquemment.
- Ensuite, des services de santé mentale communautaire pourraient jouer le rôle d'appui par l'activation du réseau de soins, mais aussi du réseau social du consultant. Ils peuvent également offrir des services de soins, d'aide sociale, d'insertion sociale et d'expression personnelle. A ce niveau s'inscrivent les lits psychiatriques dans les hôpitaux généraux.
- Enfin arrivent les dispositifs de long séjour dans des hôpitaux psychiatriques qui ne devraient être réservés qu'aux situations de crise et de danger.

En Belgique, les services de santé mentale existent depuis 1975, et depuis quelques années leur nombre et leurs moyens n'ont plus augmenté, mais la demande de soin et d'interventions a explosé. La situation sociale, la consommation de drogues et d'alcool, l'abus de jeux vidéo, la déscolarisation, le chômage ne font qu'amplifier le nombre de personnes qui présentent des troubles de santé mentale. Le futur de ces services devra passer par des collaborations entre :

- équipes d'intervention précoce *in vivo* ;
- équipes d'intervention de proximité ;
- équipes de crise et d'intervention ou hospitalisation à domicile.

En parallèle, les *case managers* ont été pensés pour s'occuper de personnes avec des troubles psychiatriques sévères et avec des carences sociales importantes. Leurs buts sont de faciliter l'accès au service adapté, d'assurer la coordination des soins et de prévenir les rechutes. Cette démarche suppose une étroite collaboration entre les professionnels de la santé mentale, les professionnels du sanitaire et du social au travers d'un plan d'intervention, avec le patient au centre. On tient compte ici du contexte de vie du malade et surtout de sa famille.

L'échec des services de santé mentale est cuisant, si on ne prend en compte que le coût social. Il n'y a jamais eu d'effet sur le nombre d'hospitalisation. Le cloisonnement entre l'hospitalier et l'extrahospitalier reste vif. Ces services s'adressent le plus souvent à une population mouvante, allant de petites crises en petites crises, vers des insatisfactions insupportables où une réponse immédiate est exigée. Le résultat en est un taux d'absentéisme aux consultations de l'ordre de 20 à 25 % !

Les raisons sont multiples, liées autant aux crises économiques successives, à l'éducation, aux médias ou encore à l'organisation sociale en patchwork. Mais on peut certainement souligner le paradigme habituel de la santé mentale. Il se concentre sur plusieurs paramètres :

- Les patients existent au travers de leur diagnostic et ils sont regroupés avec des étiquettes de différents modèles (sexe, classe sociale, situation sociale, etc.).
- Le focus est mis sur les problèmes, les déficiences et la vulnérabilité.
- Les modèles sous-jacents sont fragmentés et isolés : psychologique, social et médical.
- Le professionnel a trop souvent des attitudes paternalistes et protectrices à l'égard de « son » malade.
- Le malade a une identité unique, celle qui est en rapport avec sa maladie, la preuve en est qu'on oublie trop souvent son lieu de vie et son réseau social dans l'offre de soins.
- Il n'y a guère d'optimisme et d'espoir dans la prise en charge, la maladie mentale, le système familial, les habitudes de vie étant jugés rigides.

- On renvoie au malade la capacité d'en sortir par ses propres forces, par sa résilience, par ses ressources.
- L'auto-détermination est peu ou pas assez prise en compte.

Le consultant est vu comme un usager de services, éventuellement comme un assisté et ce type de services comme système de contrôle. En effet, une dépendance à l'égard du service s'installe rapidement chez certains patients et les engage dans une prise en charge interminable. La notion d'usager de service est extrêmement difficile à appréhender et à installer. Un usager utilise, mais peut avoir un avis sur les conditions de l'accueil. Cette remise en question au départ d'un malade reste problématique. Elle marque le statut d'incapable souligné antérieurement. Enfin, ces services sont considérés comme pouvant assurer un contrôle social. Les mutuelles demandent de vérifier si tel affilié est bien malade, l'Onem si un chômeur est bien demandeur d'emploi, la justice de s'assurer que tel justiciable peut être libéré. N'oublions pas les familles et les personnes elles-mêmes qui demandent de vérifier leurs capacités cognitives, leur état sanitaire. Certains viennent pour une demande de justice : qui a raison dans un conflit qui les oppose à un mari, un voisin, un employeur ? Les exemples sont très nombreux.

LES RISQUES POUR LA SANTE MENTALE

Sécurité sous surveillance pour tous

« Souriez, vous êtes filmés », « soyons attentifs ensemble », « voisins vigilants » sont autant d'expressions désormais familières distillant un poison insidieux. Ce poison est celui de l'acceptation du contrôle et de la surveillance discrètes, mais permanentes. Nous participons tous à la « coproduction » de la sécurité et de la « tranquillité » promises et voulues par les toujours plus nombreux adeptes – politiciens à l'affût de bulletins de vote et idéologues de la peur ou industriels de la sécurité – de ce bonheur sécuritaire. La vidéosurveillance nous concerne tous : 4 millions de caméras en Grande-Bretagne, 300.000 en Belgique, 2.500 pour la ville de Zürich, .000 environ pour Paris, etc.

Le risque ici est de modeler des comportements lisses pour chacun, où la norme serait tellement claire que les déviances seraient vite repérées et sanctionnées.

La sécurité est précieuse, mais elle est à distinguer du sentiment de sécurité. Il y a effectivement un fossé énorme entre insécurité de fait et sentiment d'insécurité. Des problèmes de civilité ne sont en principe pas de nature à empêcher les gens de se rendre en ville ou de se déplacer. Mais c'est comme si chacun risquait sa vie à tout moment. Or, c'est l'image qu'un nombre no négligeable de personnes ont de la ville, et cela d'autant plus qu'elles sont e train de perdre le contact avec la réalité urbaine. Certaines d'entre elle peuvent se permettre d'aller habiter dans un quartier résidentiel paisible avec une maison et un jardin protégé par un haut mur, et elles n'ont presqu plus besoin de la ville. Il n'est certainement pas sain qu'une telle fracture s forme entre deux catégories qui, à 20 kilomètres de distance à peine, viven dans des univers entièrement distincts. C'est pourquoi il est tout auss important de combattre le sentiment d'insécurité que l'insécurité elle-même Nous avons déjà abordé le sentiment d'insécurité qu'engendre la folie e nous sommes bien dans le même cas de figure : les actes criminel consécutifs à la folie sont extrêmement rares, parfois spectaculaires, toujour inquiétants. Comme tout animal, comme toute personne déficiente, comm toute personne perturbée, la perte de contrôle est épiée. Va-t-il deveni féroce et quand, se demande le voyageur inquiet.

De 1984 à 2014, 30 ans de contrôle social

Big Brother, le « héros » de George Orwell n'est qu'une icône du parti a pouvoir policier et totalitaire. Ce monde a comme caractéristique de vivr sous surveillance grâce à un « œil » omniprésent, à l'instar de ce qu'o trouve dans la télé-réalité. On appelle ainsi « contrôle social » l'ensembl des moyens et des pratiques, formels ou informels, mis en œuvre au sei d'une société ou d'un groupe social, pour que ses membres agissent e conformité avec les normes dominantes en vigueur. Son but est de garanti l'ordre social et le respect du système de valeurs. Il peut être positif pou stimuler un comportement acceptable ou négatif pour empêcher u comportement considéré comme néfaste pour les droits et les intérêts de autres. Le but ultime est une nouvelle fois la sécurité et bien sûr la cohésio sociale. Le risque ici est d'installer un contrôle social et de dresser le individus les uns contre les autres sous prétexte de sécurité (et donc de peur Nous avons antérieurement suffisamment fait le lien entre peur et folie. L cohésion sociale peut être basée sur une répartition organique des fonction (Durkheim), mais aussi sur la répression. Entre valeurs personnelles e valeurs étatiques, chacun évolue au gré des circonstances, passant d'un passivité extrême à une transgression « folle ». En effet, toute transgressio est souvent jugée comme folle puisque s'inscrivant dans un context inacceptable de refus des normes.

Flicologie

Par « flicologues », il faut entendre une variété de chercheurs ou d praticiens des sciences sociales et donc des psychologues et psychiatre dénommés comme tels pour avoir fait leur la finalité « policière ». Au sei de cette catégorie pour qui le préventif se confond avec le répressif, existe une sous-catégorie qui prend la police et, plus largement, les dispositifs de contrôle social, comme objet d'étude ou d'action pour œuvrer à leur renforcement et leur perfectionnement. Il fut un temps où ce vocable rassemblant les termes « ogue » et « flic » avait une connotation péjorative. Actuellement, certains se revendiquent de cette appartenance. Dans la pratique en santé mentale, les professionnels sont confrontés en permanence à ces situations où chacun se demande s'il est policier ou aidant/soignant. Cela commence par un jugement de valeurs inévitable, chacun y allant de sa personnalité et de son histoire personnelle. Les travailleurs du social, à l'exception peut-être d'une partie d'entre eux, sont issus de classes bourgeoises ou ouvrières spécialisées. Leur connaissance de la misère sociale, du sous-statut professionnel, de la marginalité est théorique. Ils prônent ainsi leurs valeurs : l'honnêteté, la probité, l'intelligence, l'activisme, le courage, la résilience, etc. Et si tout le monde n'était pas de ce monde. Et si tout le monde n'avait pas en soi la capacité de rebondir, de faire face à l'adversité et de comprendre le monde qui l'entoure. Finalement, une seule chose rassemble les professionnels et ces mondes particuliers : la peur. La peur diffusée par les médias est un lieu commun pour toutes les strates sociales (quel vilain mot !).

Chacun est différent et c'est bien, mais le problème surgit quand un jugement de valeur altère la relation professionnelle, quand le désœuvré devient fainéant, quand la femme violée devient provocatrice, quand l'enfant abusé devient le produit d'une famille à transgression sexuelle, etc. Au-delà de cette méconnaissance, de cette opposition de valeurs, de ce transfuge, on en voit certains s'engager dans des actions de modification de ces valeurs. L'action thérapeutique a alors pour but la conformité à certaines valeurs sociales : argent, travail, famille, patrie, etc. Le patient doit collaborer sous peine d'exclusion de la relation et parfois du service, s'il ne s'en va pas de lui-même.

Les humains restant ce qu'ils sont, ce ne serait rien si l'action professionnelle s'en tenait à cette tentative de réduire les particularités de l'autre et de les conformer. Chacun sait que pour trouver une place dans la société, il faut être conforme aux attentes culturelles de cette société et donc adopter un aspect et des conduites « moyennes ». Le dérapage s'accentue quand le professionnel s'engage sur la pente du contrôle. Si cela reste un objectif de l'Etat souverain, cela ne peut jamais être celui d'un intervenant social ou d'un soignant.

Entre soins et contrôle

Très souvent, il arrive au professionnel de se positionner : suis-je thérapeute ou contrôleur social ? De nombreux organismes demandent à ces professionnels d'adopter un rôle de contrôle. Le juge ordonne que tel individu ou bien telle famille soit soigné, car leurs conduites déviantes ne peuvent avoir qu'une origine pathologique. La perversion doit être soignée, le psychopathe doit être soigné, etc. Il y a une logique de désengorgement des prisons, mais pas seulement. Nous suivons, par exigence du Tribunal, un escroc à l'INAMI. Il a fait 4 ans de prison, est en probation et doit avoir un suivi psychologique durant une année. Dans un autre contexte, les médecins conseils de l'assurance maladie demandent un avis d'expertise pour garder tel affilié sous statut de maladie. Le Service de Protection Judiciaire demande une expertise pour le retour à domicile d'un enfant maltraité. Le Service d'Aide à la Jeunesse, organisme parajudiciaire, demande des avis similaire, sans usage de la contrainte.

Les usagers des services eux-mêmes ne sont pas dupes et nombreux sont ceux qui anticipent cette demande ou qui la suivent à la lettre, soit directement et clairement, soit d'une manière camouflée, sous le couvert de troubles. Tout le monde sait que l'Etat-Providence a engendré de nombreux assistés qui considèrent les revenus de remplacement comme un revenu personnel. Beaucoup d'entre eux nous disent recevoir un « salaire » de l'Etat. On les comprend puisqu'il n'y a plus de travail et donc de moins en moins de revenus du travail et que deux revenus deviennent nécessaires, pour survivre tout simplement.

Alors soins ou contrôle social, telle est la question qui occupe souvent les réunions d'équipe et le quotidien.

Terrorisme social

Par là, nous entendons l'influence du parcours social sur la vie des usagers ou bénéficiaires de ces services. Au Moyen Age, il y a avait les bons pauvres et les mauvais pauvres. Les premiers vivaient une vie juste et dévote et mendiaient par nécessité. Les seconds mentaient et volaient tout en mendiant. Ils ne pouvaient qu'être enfermés et bannis. Rien n'a changé. Il y a les bons pauvres qu'une multitude de services sociaux sont prêts à aider et il y a les autres qui reçoivent critiques et exigences. Heureusement qu'il y a autant de pauvres, d'assistés et de chômeurs ; cela donne du travail à une pléthore de travailleurs sociaux qui se réunissent entre eux, qui analysent des situations, qui portent des jugements de valeurs, qui conditionnent l'aide à certains comportements. Ils ont surtout l'art d'exiger l'impossible : soyez autonomes, soyez heureux qu'on vous aide, soyez actifs, trouvez donc du travail ! Le problème est qu'il n'y a pas de travail, que ce qui en reste est hyperspécialisé, qu'il est bien difficile d'être heureux et rassuré quand on a un revenu de survie, et surtout que toute notre existence repose sur des personnes extérieures : les « sociales » comme disent certaines usagers.

On assiste ainsi à l'émergence d'un ordre nouveau. A côté de la puissance financière, politique, judiciaire émerge celle du monde social. Celle-ci s'étend progressivement avec un nombre de pauvres qui ne cessent d'augmenter, et il faut bien empêcher les révolutions.

L'illusion du bonheur

Le bonheur est assimilé à tort à une pléthore d'accumulations matérielles, autant rapidement obsolètes que futiles. Ne sommes-nous pas tous pas à pas dirigés vers le précipice social, créé de toute pièce par une oligarchie aux commandes des sociétés occidentales ? Nous sommes menés en bon troupeau vers l'abîme du renouveau fasciste tant attendu par nos élites. Les évolutions sur le terrain appellent à la structuration d'un nouveau cadre théorique qui tient compte de trois tendances contemporaines :

- l'enchâssement du contrôle dans les actions bien plus larges en faveur des usagers dans des institutions et des organisations ;
- l'émergence d'un contrôle involontaire, dépourvu de l'intention d'appliquer des valeurs, mais qui le fait ;
- l'apport inhérent de systèmes sociotechniques qui, à la fois, régularisent les comportements sociaux et projettent sur les usagers un consentement formé autour d'injonctions invisibles, mais réelles (plus de colis alimentaire si vous ne cherchez pas du travail, par exemple).

Effectivement, le développement des systèmes d'organisation consacrés à ces aspects de contrôle et de façon exclusive pose déjà de nouveaux problèmes. Les services d'ordre ou les bureaucraties de suivi et de vérification de certains aspects du comportement des citoyens constituent et traitent le sujet à différents niveaux. Nous sommes tous « hyperfichés ». En fait, une bonne partie de la population exerce un travail de contrôle des règlements et des lois et donc de la conformité d'autres citoyens (la plupart des fonctionnaires en premier lieu). Cela part d'un soupçon généralisé. Peu d'attention a été accordée à cela, bien que « surveiller et punir » soit un mode d'action considérablement généralisé et approfondi du soupçon à l'égard de toute structuration d'actions sociales. Ce soupçon et le contrôle qui en découle arrangent tout le monde pour des raisons évidentes de sécurité. Tout le monde accepte et demande un parking surveillé, le contrôle des bagages à l'aéroport, les contrôles routiers. Les médias nous ont bien avertis de ce bien-fondé à travers de nombreux faits divers. Nous avons donc peur dans les parkings, dans les aéroports ou sur la route. Des principes d'inertie et de grégarité expliquent cette soumission totale de tous les citoyens à un monde de plus en plus contrôlé.[153]

Les travailleurs du secteur des soins de santé mentale participent à ce mouvement. Il n'est pas question de le vouloir ou non, il est. La question est d'en être conscient et d'avoir une idée des conséquences de cette prise de conscience. L'homme est toujours responsable, même individuellement, du monde dans lequel il vit. Le choix d'un homme engage toute l'humanité, car il doit pouvoir répondre de ce choix devant chacun et se demander sans cesse ce qui se passerait si les autres hommes faisaient le même choix que lui. L'homme crée les valeurs auxquelles il choisit d'obéir.[154] Et s'il ne les crée pas, les adopter constitue un aveu d'acceptation.

Les sentiments malades

Nous avons déjà évoqué, à travers notamment le DSM-5, l'écueil actuel qui consiste à considérer que vivre un sentiment un peu fort n'est pas normal. Nombre de consultants arrivent en état de souffrance aiguë à cause d'un conflit, d'une rupture, d'un deuil, d'une dispute même ou encore de l'ennui. Il n'est pas question de nier l'importance subjective que ces situations peuvent représenter pour une personne précise. Auparavant, ces situations étaient prises en charge par l'entourage, éventuellement par des ressources sociales identifiées (curé, maître d'école, médecin de famille surtout). Cela ne paraît plus suffire, car il faut une réponse immédiate et professionnelle. D'ailleurs, ces mêmes ressources sociales envoient chez un psy quand une personne souffre. On peut affirmer qu'il y a un marché de la souffrance et que des psys sérieux ou moins sérieux vivent de ce genre de demandes. Comment dire à une personne attristée par un deuil, qu'il lui faut le temps, un an très souvent, disait-on auparavant, pour s'apaiser ? Un an, c'est évidemment énorme à une époque de *zapping*.

VERS UN NOUVEAU PARADIGME

Peut-être est-il temps d'envisager de changer de paradigme et même de modifier les missions des services de santé mentale.

L'insertion sociale prévaut sur l'insertion professionnelle devenue aléatoire. En effet, à notre époque de difficultés économiques, le chômage ne cesse

---

[153] Stanley Milgram l'a bien montré dans son expérience princeps où, dans certaines conditions, 2/3 des individus acceptent de donner un choc électrique mortel à d'autres personnes : *La soumission à l'autorité : un point de vue expérimental*, chez Calman-Lévy, traduction de 1994.
[154] Sartre J.P. (1943), *L'être et le néant.* Paris : PUF.

d'augmenter, après une accalmie en 2007. Depuis la dernière crise de 2008, l'augmentation est exponentielle et les chiffres traduisent mal la réalité. Les chômeurs âgés ou jeunes en stage d'attente, statuts précaires, fins de carrière et prépensions, nombreux sont les personnes en situation d'exclusion sociale. Par exclusion sociale, nous entendons un système organisé d'éviction du marché du travail. En effet, ces personnes en situation précaire conservent leur réseau social et familial, ainsi que leurs droits juridiques et sociaux, même s'ils sont vus comme des parasites. Mais qui sont ces exclus ? Pour avoir une vue plus réaliste, il faut tenir compte du taux d'emploi :

Pays	Taux de chômage (2014)	Taux d'emploi (2010)
Belgique	8,60	62
France	10,50	63
Luxembourg	6,00	66
Québec	7,50	59,6*
Suisse	3,40	58,4*

* En 2014

Tableau N° 13 : Comparaison par pays des personnes en âge d'activité au chômage et au travail.[155]

Ces chiffres ne doivent pas faire oublier les disparités à l'intérieur d'un même pays. En Belgique, le taux de chômage est de moins de 5 % pour les personnes avec diplôme de niveau supérieur et de 16 % pour ceux qui ne disposent d'aucune qualification. Dans le même sens, le taux d'emploi est de 81 % pour les diplômés et 37 % pour les qualifications faibles.

On a également tendance à imaginer que de nombreux emplois existent dans les pays européens, emplois dont ne veulent pas des chômeurs fainéants. Tout le monde peut raconter l'anecdote de cet employeur qui cherche désespérément un ouvrier ou un employé. Au regard des 3,4 millions de chômeurs (près de 5 millions si on prend en compte les exclus des statistiques), en France, le volume d'offres non pourvues reste en réalité très faible. Si, par bonheur, l'ensemble de ces offres trouvaient preneurs, elles ne parviendraient pas à faire baisser significativement le chômage de masse. Pôle emploi qui collecte bon an mal an 3 millions d'offres d'emploi évalue à 116.000 le nombre d'offres qui n'ont pas trouvé preneur faute de candidats, soit 4 % des offres au total.[156] En dehors de postes techniques spécialisés, il faut bien reconnaître qu'il n'y a plus de travail pour tout le monde et que le

155 http://www.statistiques-mondiales.com/ue_chomage.htm
156 www.alternatives-economiques.fr

chômage structurel gagne en ampleur au fil des ans. La robotisation évoquée plus haut crée de nouveaux emplois spécialisés, mais très peu d'emplois pour non qualifiés. Par exemple, en Belgique, un seul poste de travail est offert pour 17 demandeurs d'emploi (en moyenne, car là aussi il y a des disparités régionales).

Nous allons proposer un paradigme qui tienne compte de ces nouvelles données : il y a de moins en moins de familles et elle a changé de structure, le groupe social est éclaté et même morcelé, il y a moins d'identité issue du travail puisqu'il y a moins de travailleurs, la tolérance sociale a diminué, la maladie mentale se déplace vers les troubles adaptatifs, la santé mentale est associée au rendement économique, etc. Il s'agit dès lors de dépasser tous ces paramètres qui finissent par devenir des clivages.

Un apprentissage du décodage des besoins du patient pourrait être organisé. En effet, très souvent une confusion existe entre demande, motivation et besoin. Le patient est souvent adressé par son entourage. La première précision concerne donc la source : qui demande quoi à qui ? S'il s'agit d'une demande de la famille, quels en sont sa nature et son objectif ? Il nous revient l'exemple de cet homme de 40 ans, Monsieur X., qui présente une intelligence limite, une épilepsie relativement stabilisée et des troubles du comportement avec harcèlement, des demandes de déménagement, une itinérance avec ses valises, un refus de prendre ses médicaments, des interpellations des voisins et des policiers. Il échappe à tout diagnostic psychiatrique. Il habite une maisonnette sur le terrain de ses parents. Il dispose d'une allocation minimale à cause d'une ancienne cohabitation et d'une absence de mise à jour de son dossier administratif. Son harcèlement épuise son entourage et sa famille en particulier. Un jeu « systémique » s'est installé et les uns et lui-même alimentent les conflits. Cet homme est gravement perturbé, refuse de se soigner, ne se rend que très partiellement compte de la situation et mérite de l'aide. Il ne représente pas de danger pour autrui ni pour la société. Son problème se situe dans les perturbations qu'il apporte dans le voisinage et son refus de toute prise en charge y compris de son épilepsie. La demande provient de la famille : « enfermez notre fils fou ». La motivation de l'intéressé est une pseudo-demande de déménagement, impossible sur le plan matériel et impossible pour lui, car toutes les tentatives, y compris d'hospitalisation ont déjà avorté. Si on parle en termes de besoins, on peut dire que :

- Les besoins de base ne sont rencontrés que partiellement, car il y a amaigrissement, alimentation inadéquate, habitation inadéquate, refus de la médication prescrite, etc.
- Les besoins de sécurité ne sont aussi rencontrés que partiellement, car son anxiété reste importante par rapport aux intrusions sur le terrain près de sa maisonnette, mais aussi suite aux ingérences de sa famille, etc.

- Les besoins d'appartenance constituent l'enjeu principal. Cet homme nous dit qu'il veut voir son fils (placé), qu'il veut avoir un logement à lui, qu'il veut une reconnaissance d'autonomie de la part de sa famille, etc.
- Les besoins de réalisation sont loin d'être rencontrés et ne sont pas près de l'être.

Rapidement, dans l'exemple décrit ici, les intervenants se retrouvent dans une situation d'impuissance. Ses conduites qu'on peut qualifier de « caractérielles » s'inscrivent dans un contexte systémique très difficile à aborder. L'abord du problème sous la forme de besoins rencontrés ou non permet d'élaborer des pistes de travail, à suivre d'une manière pluridisciplinaire : le médecin est concerné par le diagnostic, la mise en place d'un traitement pharmacologique et les contacts avec son confrère généraliste. Le psychologue est concerné par l'aspect systémique, le modelage des conduites de la famille, et la rencontre du besoin de parler de l'intéressé. L'assistante sociale a un rôle à jouer dans le transfert de son domicile qui lui permettrait de recevoir une allocation plus adéquate, dans les contacts avec l'administrateur de biens, un accompagnement vers une réadaptation ou un club de loisirs. Il n'y a jamais d'impuissance totale. Si on situe l'individu quelque part sur le continuum évoqué plus haut, si on détermine ses besoins, il y a des actions coordonnées à entreprendre avant d'envisager l'enfermement. L'enfermement n'est d'ailleurs pas toujours lié à un échec, car il peut servir de tremplin à une médication adaptée et un engagement dans des relations sociales plus appropriées. Il doit cependant être réservé à des situations extrêmes.

Bref, il s'agit de reconstruire des forces, de saisir des opportunités, de viser une auto-efficacité dans un contexte de vie donné. Cela participe du principe de réalité. Tout objectif de travail se doit d'être positif. Il ne s'agit pas d'éteindre les comportements de harcèlement de Monsieur X., mais de lui proposer des conduites alternatives comme participer à des loisirs, aider quelqu'un d'autre, organiser son logement, réduire les ingérences familiales, etc. Le but ultime devient alors une autonomie dans le sens de décider « seul » du sens de sa vie.

En parallèle, le risque de créer une situation de dépendance est bien présent. Le risque est d'autant plus important que les accompagnateurs ou thérapeutes s'inscrivent dans un contexte de nécessité. Autant une relation positive, intense et émotionnellement engagée est nécessaire, autant elle peut être diluée entre plusieurs personnes, devenir conditionnelle, et son extinction programmée.

Le professionnel est porteur d'espoir autant que de technicité. Des actions thérapeutiques reposent donc d'abord sur une relation et un accompagnement. Celles-ci n'empêchent pas des actions concrètes, comme un accompagnement physique, des conseils, des attentions, des coups de fil, etc. L'espoir repose essentiellement sur les thérapeutes, mais encore faut-il qu'ils en aient. Nous pouvons ici et à nouveau revenir sur l'idée du continuum entre folie totale et santé mentale totale. Tout individu se situe quelque part sur ce continuum. Si diverses circonstances de sa vie l'ont amené plutôt vers la folie, il peut, dans de nouvelles circonstances, retrouver une place dans la santé mentale, même si cette nouvelle position présente des caractères de précarité. Car tout équilibre reste précaire et circonstanciel.

Pour créer ces nouvelles circonstances, quelques actions sont nécessaires. D'abord, un décodage permet d'avoir une idée du sens des manifestations de folie ou d'inadaptation de la personne. Ensuite, on ne peut que respecter les rythmes de vie et les aspirations de chacun. Il n'y a pas de modèle unique du bien-vivre et du bonheur. La quantité de bains par semaine, une alimentation avec légumes, la salubrité d'un habitat, le type d'objets possédés (ex. grand téléviseur), les choix de vie y compris sur le plan sexuel, les intrications familiales, l'expression des émotions, et même l'importance d'une vie sociale voire professionnelle sont des notions bien relatives. Elles dépendent d'une vie organisée selon une histoire, parfois longue, des habitudes, des possibilités des exemples rencontrés chez les parents, l'entourage, les enseignants, les pairs. Elles ont parfois la vie bien dure. Mais là n'est pas la question. Avons-nous le droit de vouloir conformer à un style de vie tous ceux qui s'en éloignent. On pourrait même ajouter comment déterminer que cette déviance est « anormale » ? Combien de degrés, de centimètres, de conduites, de sentiments, d'interventions sociales faut-il ? La conformité est propre à chaque groupe social et on est souvent frappé par la nature du style de vie proposé par les thérapeutes et intervenants. Pour certains, il n'est pas normal de ne pas aimer son enfant, pour d'autres d'avoir un téléviseur et de ne manger que des pâtes, pour d'autres encore de changer de partenaires. Chacun y va de son modèle et au malade ou consultant à s'adapter. Il n'y a qu'un seul critère possible, qui résulte souvent d'une longue évaluation et d'une aussi longue réflexion : la personne n'est pas en situation de discernement ou bien elle l'est.

Le patient devient un consultant puis un bénéficiaire de soins, puis un usager de service et enfin un client de services et de professionnels de soins qui ne sont pas nécessairement spécialisés. Le psychiatre seul ne peut rien faire, sinon prescrire et, éventuellement, tenir la main du malade. Depuis quelques décennies, il a la possibilité de demander l'aide d'autres professionnels de la santé, mais aussi de services sociaux. Combien le font lorsqu'ils pratiquent en libéral ? Et même dans beaucoup d'équipes spécialisées, jusqu'à il y a peu, les prérogatives de chacun restaient clairement définies, au détriment de l'intérêt du client. Le psychologue testait, l'assistante sociale faisait une anamnèse. Heureusement, certains ont de tout temps décloisonné ces pratiques pour viser un intérêt global du client malade. L'idée est ici d'en avoir une vue à la fois centrée sur sa maladie, mais aussi sur ses capacités d'adaptation, son environnement, ses appuis familiaux et communautaires. Mais, il faut reconnaître que les réseaux de services à sa disposition restent spécialisés. Le faut-il vraiment ? Des intervenants sociaux de services sociaux divers n'ont pas attendu cette réflexion pour engager des aides matérielles et psychologiques, souvent avec beaucoup de cœur.

Cette entraide se situe également et autant dans un sentiment de contrôle sur sa vie que sur les symptômes. Les symptômes ne sont que l'expression d'un malaise prenant ses racines dans les rapports de l'individu au monde. Souvent, une distorsion intervient, les perceptions s'enkystent dans des agitations incontrôlables. Il perd le contrôle de sa vie et il devient fou. En tout cas, il est déclaré fou. Dans cette situation de rupture, quand le fou perd pied, se met à errer, est-ce pour la vie ? Nous avons défendu l'idée d'un continuum et nous pensons que la folie va et vient, de même que la santé mentale. Un fou qui ne délire plus, un fou qui retravaille, un fou qui regarde la télé chez lui en famille, un fou qui habite en communauté, qui n'erre plus dans la cité est-il encore fou ? Sa folie fait-elle partie de son identité ou est-elle son identité ? Il y a une vie avant, une vie après, une vie en deçà et une vie au-delà de la maladie. C'est comme si un cancéreux n'était plus que cancéreux, un bègue qu'un bègue, une personne âgée que vieille, etc. L'idée défendue ici est qu'une personne dispose d'une essence globale, même si son existence la précède et que certains aspects s'expriment différemment d'un moment à l'autre de sa vie.

Le malade, devenu usager est finalement considéré comme un partenaire avec le droit de choisir son parcours de soins et surtout son parcours de vie.

Conseil des usagers, self help et autres pairs aidants

En 2007, Psytoyens[157] a comme objectifs d'améliorer la représentation des familles et des usagers à l'organisation des soins de santé mentale et d'accroître cette représentation au niveau politique. Bref, il s'agit de faire entendre leur point de vue, leurs idées, leurs recommandations. Dans la même veine et comme exemple, un comité d'usagers[158] est un groupe de personnes présentant une problématique de santé mentale, fréquentant un service. Le conseil veut favoriser la participation des usagers au

[157] www.psytoyens.be
[158] www. together-belgique.be

développement de leurs droits civiques, au sein des services qu'ils fréquentent, par des actions concrètes au niveau de l'organisation quotidienne. Il doit permettre aux usagers de participer activement à leur programme de prise en charge et/ou d'insertion. Le comité d'usagers est un lieu et un moment d'écoute en commun dont la finalité est la participation à l'organisation des services. Le principal objectif du comité d'usagers est de rendre un rôle de citoyen aux usagers notamment en leur donnant la parole. De plus, il permet la constitution de groupes de travail capables de créer des synergies et de concrétiser des bonnes pratiques en matière de création des loisirs et de gestion du temps libre, en matière de place des usagers dans l'organisation de la société locale et de favoriser une égalité des chances et un renforcement des rôles de citoyens.

La prise en compte de la place et du savoir des usagers s'est souvent faite, en France et en Belgique, sous la modalité du conflit identitaire, tout particulièrement en santé mentale. Depuis plusieurs décennies, la politique de reconnaissance et de transmission des savoirs s'est cependant progressivement imposée par la loi (voir psytoyens comme exemple). Mais voici que, dans ce champ que l'on croyait pacifié, les discussions actuelles sur l'introduction de pairs-aidants, ou médiateurs de santé rémunérés au vue de leur expérience de la maladie, portent à nouveau à incandescence les problématiques identitaires : qui est qui, qui soigner, qui est soigné ? Les pairs-aidants vont-ils remplacer à moindre coût certains professionnels de la santé ? C'est en ces termes que se pose dorénavant la question. Les experts d'expériences vont-ils supplanter les soignants professionnels ou s'ajouter à eux ? Depuis peu, des concepts comme le rétablissement (*recovery*), la notion de pair-aidant, l'auto-support, l'éducation thérapeutique des patients cherchent à s'accommoder dans le secteur de la psychiatrie et plus largement dans le champ de la santé mentale.[159]

La *pair aidance* repose sur l'entraide entre personnes souffrant ou ayant souffert d'une même maladie, somatique ou psychique. Le partage du vécu de la maladie et du parcours de rétablissement en constitue les principes fondamentaux et peuvent prendre plusieurs formes :

- participation à des groupes de parole au sein d'association d'usagers ;
- rencontre dans des Groupes d'entraide mutuelle (GEM) ;
- ou encore intégration de pairs aidants bénévoles ou professionnels dans les services de soins.

Dans le champ de la santé mentale, l'intégration en tant que professionnels, dans les équipes soignantes, de personnes ayant vécu un trouble psychique et s'étant rétablies, se développe de plus en plus. Ainsi, depuis plusieurs

---

[159] http://www.orspere.fr/IMG/pdf/Rhizome_40_bd.pdf

années, différents pays surtout anglo-saxons ont développé des programmes visant à professionnaliser la médiation en santé par les pairs. En France, un projet expérimental médiateur de santé-pairs a débuté en janvier 2012. Le rapport de cette expérience, en septembre 2014, montre à la fois la stimulation de l'expérience dans les milieux de la santé mentale, mais aussi les difficultés de sa mise en œuvre.[160]

De plus en plus d'usagers de la psychiatrie contestent leur prise en charge, parce qu'ils souhaitent sortir de leur état de patient, de soigné, et devenir partenaire de leurs soins. Ils souhaitent également influencer les politiques de santé mentale ou encore cesser d'être stigmatisés et exclus à cause d'un diagnostic qui les poursuit, parfois toute leur vie. Ils contestent également la nature de leurs soins, dénonçant les méfaits de certains psychotropes.

On consultera, dans la même veine diverses associations de défense des droits des malades : le *MindFreedom International* (mindfreedom.org) et son représentant désigné auprès des Nations unies, l'INTAR ou *Réseau international pour les méthodes alternatives et le Rétablissement* (Intar.org), le *National Association for Rights Protection and advocacy* (narpa.org), le *Mouvement démocratique européen pour la santé*, etc.

Être son propre maître

Finalement, il s'agirait d'orienter ce paradigme vers une co-production (de santé mentale) où le professionnel deviendrait un catalyseur de « pouvoir sur sa vie » d'un demandeur. Cela signifie que l'usager et le professionnel décident ensemble du traitement et de ses modalités, dans une sorte de contrat explicite. Cela nécessiterait des formations communes. Cela signifie que les associations d'usagers sont des partenaires de réflexion. Cela suppose qu'un conseil des usagers existe, qu'il y ait « frottement social » entre usagers et professionnels en dehors du cadre dit thérapeutique, dans des zones de vie, des zones d'activité commune. Les usagers aideraient ainsi les professionnels à aider d'autres usagers.

Nous nous rapprochons ici de la notion d'*empowerment* anglo-saxon, à distinguer partiellement du « développement du pouvoir d'agir » plus francophone (Canada, Belgique). Dans les milieux de recherche et d'intervention anglophones, le terme *empowerment*, qui signifie littéralement « renforcer ou acquérir du pouvoir », est utilisé abondamment depuis la fin des années 1970 dans des champs divers comme le service

---

160 http://www.ccomssantementalelillefrance.org/sites/ccoms.org/files/pdf/RapportFinal%20MSP%20Clerse%20DEF.pdf

social, la psychologie sociale, la santé publique, l'alphabétisation des adulte ou le développement communautaire.[161] Aujourd'hui, le mot est très en vogue et a même gagné le monde de la politique et celui des affaires. De la psycho-pop, aux manuels de *self-help*, l'engouement pour l'*empowermen* dans le monde anglo-saxon n'a plus de limite.[162] L'*empowerment* renvoie à des principes, telles que la capacité des individus et des collectivités à agi pour assurer leur bien-être ou leur droit de participer aux décisions le concernant, qui guident la recherche et l'intervention sociale auprès de populations marginalisées et pauvres depuis plusieurs décennies aux États Unis

On en arrive au nouveau paradigme

In fine, la tentative serait de créer une culture commune entre usagers de services et les professionnels en relevant 10 défis majeurs[163] :

Changer la manière d'interagir au niveau quotidien, changer la qualité de l'expérience de vie.	Si la récupération d'un état de santé est la caractéristique déterminante de nos services de santé mentale, il doit y avoir un changement fondamental dans la qualité des interactions au jour le jour entre soignant et soigné. Chaque interaction par chaque membre du personnel doit refléter les principes d'orientation vers la récupération et en promouvoir les valeurs. On doit reconnaître l'expertise non professionnelle, réduire les écarts de puissance, accroître les possibilités pour une vie au-delà de la maladie mentale et valider l'espoir.
Proposer des programmes de formation conduits par des usagers.	Pour parvenir à un changement cohérent dans l'attitude du personnel, nous avons besoin de programmes d'éducation et de formation dirigés par l'usager pour l'ensemble du personnel, pour toutes les professions et à tous les niveaux. Cela

[161] Simon B. L. (1994), *The empowerment tradition in American social work history*. New York: Columbia University Press.
[162] Calvès A-E, « « Empowerment » : généalogie d'un concept clé du discours contemporai sur le développement », *Revue Tiers Monde* 4/ 2009 (n° 200) , p. 735-749.
[163] D'après Boardman J. & Shepherd G. (2009), *Implementing Recovery: A new framewor for organisational change.* Sainsbury Centre for Mental Health

	suppose que les usagers soient vus comme experts du changement.
Créer un centre de formation sur le rétablissement en santé mentale pour catapulter les programmes vers l'avant.	Chaque centre devrait former et soutenir les personnes ayant un vécu de problèmes de santé mentale pour raconter leur histoire et promouvoir la sensibilisation aux principes de récupération au sein du personnel et d'autres utilisateurs du service. Il serait également utile d'envisager de former des pairs professionnels spécialisés (en schizophrénie par exemple) pour fournir des aides directes au sein du service.
Assurer un engagement au niveau de l'organisation pour créer une culture commune.	Mais la formation ne suffit pas. Les valeurs de récupération de la santé doivent s'incruster dans tous les processus de gestion : dans l'organisation, dans le recrutement, la supervision, l'évaluation, la planification et les politiques opérationnelles. Ces valeurs doivent également refléter des principes énoncés publiquement par les pouvoirs organisateurs. Il s'agit véritablement de créer une culture d'entreprise. Cela exige un leadership par le haut (les responsables) ainsi que l'engagement des niveaux intermédiaires de gestion et des praticiens sur la ligne d'action.
Augmenter la personnalisation et les choix.	La culture d'une récupération de la santé devrait encore se refléter dans des opérations clés au niveau des politiques et procédures dans l'organisation des services. Cela suppose de fournir plus d'informations et d'encourager l'autogestion, une planification conjointe dans la gestion de crises, plus de partage dans la prise de décision concernant les médicaments ou encore un plus grand choix des traitements et, si possible, plus de cliniciens pour les appliquer.
Transformer la manière d'évaluer et d'aborder le risque.	L'un des domaines opérationnels clés est l'évaluation et la gestion des risques. Nous devons accepter le risque comme

	une partie intégrante de la vie avec maladie mentale, le risque de l'échec, le risque du conflit. La moitié des prestations de soins pourraient se faire avec des pairs usager-professionnel, convenablement formés et soutenus.
Redéfinir la participation des usagers.	Nous avons également besoin de redéfinir la participation des usagers du service. Ce n'est pas une affaire d'un groupe impliquant un autre groupe. Les deux groupes doivent travailler ensemble dans un partenariat aussi égalitaire que possible. En réalité, les utilisateurs de services sont peu impliqués. Comment pouvons-nous tous travailler plus efficacement ensemble en tant que partenaires et aider d'autres utilisateurs à construire leur vie de la manière qu'ils souhaitent ?
Transformer le monde du travail.	Nous nous attendons à un rôle considérablement élargi pour les pairs professionnels-usagers dans l'activité des services de santé de l'avenir. Ce travail conjoint et cette collaboration supposent une autre organisation du travail, des formations communes, une confiance tout simplement dans les capacités des autres. Cela suppose également de la modestie.
Soutenir le personnel dans leur engagement vers le rétablissement.	Tous ces changements ont des implications profondes pour le personnel. Les travailleurs de la santé mentale sont aussi des personnes et dans le cadre du processus de changement organisationnel, il s'agit de veiller à ce que les soignants soutiennent les malades dans leurs voyages de récupération. Cela suppose de donner la priorité aux besoins des usagers et d'élever leur niveau d'espoir. Le personnel devient alors porteur d'espoir pour créer une culture qui valorise le vécu des problèmes de santé mentale et

	les libère pour répondre aux priorités des utilisateurs de services, plutôt qu'aux programmes bureaucratiques ou professionnels.
Augmenter les opportunités de construire une vie au-delà de la maladie.	Enfin, la mise en œuvre des moyens de restauration d'une santé est tournée vers l'extérieur et non vers l'intérieur. Il est nécessaire de développer des partenariats avec les organismes de santé non-mentale, en particulier le logement et l'emploi, de sorte que ceux-ci deviennent le point central, et non secondaires du processus. Les utilisateurs du service sont alors aidés à utiliser ces opportunités pour construire la vie qu'ils veulent pour eux-mêmes. Les services mettent l'accent sur l'inclusion dans la communauté, pas seulement sur l'intégration.

Tableau N° 14 : 10 défis majeurs pour un nouveau paradigme de la santé mentale.

Ce paradigme modifie complètement la manière de travailler en santé mentale. Ce n'est plus ni un travail simple de consultation de bureau, ni un centrage sur une partie des problèmes (au niveau mental) des usagers, mais une organisation de spécialistes qui agissent ensemble. Le professionnel et l'usager deviennent partenaires.

UN CADRE POUR CETTE APPROCHE

Les enjeux planétaires sont bien connus : surpopulation, problèmes d'accès à l'eau, concentrations urbaines, réchauffement climatique, éclatement des mondes connus, guerres hégémoniques constantes, luttes tribales, etc. Dans ce contexte cataclysmique et apocalyptique, la peur reste constante. Elle s'est abreuvée à d'autres sources dans le passé, mais elle a le même visage. Dans ce contexte, avec les nouveaux aspects de la folie qui émergent, avec les nouvelles thérapeutiques, avec une organisation sociale de plus en plus prégnante et complexe, quelles solutions peut-on évoquer ?

Dans un service de santé mentale ambulatoire, l'approche individuelle est la plus fréquente, mais nous ne pouvons oublier l'approche biologique, l'approche communautaire et l'approche sociale.

L'approche psychologique personnelle

L'essentiel des actions repose sur la psychothérapie et on retrouve dans ces services de multiples approches : systémique, dynamique et cognitivo-comportementale. En France surtout et un peu en Belgique francophone, un vieux débat continue à opposer tenants de l'approche dynamique et tenants de l'approche cognitive. Mais, là aussi, les jeunes générations de psys transcendent un peu ce clivage pour être ouvertes à tout ce qui est bon à prendre. Les neurosciences paraissent de plus en plus chapeauter l'ensemble et rendre obsolète ce clivage.

Il faut rappeler qu'au XIXe siècle, Fechner, Müller ou Wundt avaient commencé un travail méticuleux de psychophysique. Cette discipline étudiait les relations quantitatives entre événements physiques et événements psychologiques. Il s'agissait surtout des sensations. Elle est aussi considérée par certains comme partie intégrante de la psychologie cognitive puisqu'elle a l'ambition de développer des modèles et des méthodes permettant d'accéder aux différents niveaux des traitements que l'on souhaite étudier. La psychologie se « mathématise » au travers de seuil de détection et de discrimination. Elle a généré en partie l'éthologie, fille de la biologie, aux méthodes scientifiques éprouvées et qui, finalement, n'étudie rien d'autre que le comportement animal sous toutes ses formes, sauf... celui de l'homme.

Mais, l'origine de la psychologie est bien plus ancienne et s'est longtemps confondue avec l'étude de l'âme et le travail des philosophes pour comprendre l'esprit humain. Cette orientation s'est rapidement opposée à l'observation des comportements. Même si certains ont eu une intuition très tôt dans l'histoire de l'humanité que l'homme est un animal humain et non un exemple complètement spécifique et donc a-naturel, c'est grâce aux grandes découvertes du XIXe siècle, que la psychologie a trouvé ses sources dans la neurologie, c'est-à-dire le cerveau.

Pas pour tout le monde. La psychanalyse est née à la même époque, avec une orientation radicalement différente et fondamentalement philosophique. La psychanalyse s'inspire de l'hypnose, qui s'inspire elle-même du mesmérisme. Mesmer émergeait une tige de fer et apaisait ses patients en leur touchant les mains, le front et en faisant certains gestes rapides. Un disciple de Mesmer, au XVIIIe siècle, annonce mieux encore. Le marquis de Puységur (1752-1825) était colonel dans l'artillerie. Il prétendait guérir des malades par des attouchements ou grâce à des objets. Il faisait tomber ses patients dans un « état magnétique ». Apparemment endormi, le malade se mettait alors à converser avec lui, lui décrivant l'origine et l'évolution de sa maladie et prédisant le moment de sa guérison. A son réveil, il ne se souvenait plus de rien. Ainsi, près de cent ans avant Freud, le marquis de Puységur pratiquait déjà une forme de cure par la parole et la suggestion. Or, la thérapie par la parole (ciblée) est le fondement même de la pratique des psychanalystes. Par ailleurs, les prémices d'un inconscient se retrouvent chez Descartes, Leibniz ou Spinoza. Même Rousseau remet en question l'homme raisonnable et rationnel. Pour lui, à son époque, ce n'est évidemment pas la cure analytique qui le transforme, mais l'éducation. Cette dernière est supposée libérer l'homme du joug de la société. Quant à l'interprétation des rêves, elle remonte à l'antiquité égyptienne. Quoi qu'il en soit, la psychanalyse reste un élément crucial de la pensée psychologique. Pourtant neurologue, Freud n'a cependant pas eu le génie de donner un substrat matériel au corpus de son œuvre philosophique. Lacan, un dissident, ira même jusqu'à dire que « ...la folie est la virtualité permanente d'une faille ouverte dans son essence... ». Pour lui, l'esprit – et le langage – se suffisent à eux-mêmes ; pas besoin de corps.

Alors que Freud déclinait et était fort occupé à maintenir l'orthodoxie de sa théorie et à lutter contre les dissidents, aux Etats-Unis naissait le comportementalisme (première vague). Cette approche qui se voulait scientifique et non philosophique mettait en avant l'observation du comportement et les techniques d'apprentissage. Watson, inspiré par les travaux de Pavlov, voulait donner à la psychologie une connotation scientifique en poursuivant l'œuvre des psychophysiciens. Le comportement est la seule unité de mesure possible. Quelques dizaines d'années plus tard, Skinner amplifie cette théorie en formulant les principes de renforcement d'unités comportementales, toujours utilisés aujourd'hui. Bien plus tard, dans les années 1960 et ultérieurement, le cognitivisme s'associe au comportementalisme afin d'aborder la question de la boîte noire, c'est-à-dire de ce qui se passe dans la tête, ou plutôt dans notre cerveau (approche cognitivo-comportementale, deuxième vague). Depuis les années 1990 et progressivement, s'installe une troisième vague, celle de l'acceptation et de la flexibilité mentale. De nouveaux modèles continuent d'apparaître : la thérapie d'acceptation et d'engagement (ACT) a 3 dimensions et reste comportementale avant tout et donc basée sur les théories de l'apprentissage. Ensuite, elle est humaniste, car la question ne concerne pas le symptôme, mais la personne dans ses aspects authentiques et vulnérables. Enfin, elle est existentielle, car le sens et les valeurs sont au centre des interventions. « Dans la tempête, le choix semble se limiter à tenter de retenir les vagues ou se laisser emporter par le courant. Il existe une troisième possibilité: nous pouvons apprendre à surfer sur les vagues et avoir ainsi une chance de reprendre le contrôle de la trajectoire de notre vie[164] ». On utilise cette technique surtout dans les troubles dépressifs.

La pleine conscience (MBCT) est issue de la méditation bouddhique pour laquelle elle est un facteur essentiel pour la libération (réincarnation dans ce contexte). On l'utilise surtout pour gérer le stress et elle fait partie des exercices proposés par la psychothérapie dialectique de Linehan chez des patients avec personnalité borderline. Nous savons qu'en présence d'un état de tristesse transitoire, les patients ayant déjà eu plusieurs épisodes dépressifs ont tendance à réactiver de manière facilitée des *patterns* de pensées et d'émotions négatives pouvant déclencher une rechute. Elle vise la prise de conscience de ce mode de fonctionnement de l'esprit et favorise la construction d'une nouvelle attitude à l'égard de ces pensées et émotions. Les pensées sont alors vues comme des événements mentaux indépendamment de leur contenu et de leur charge émotionnelle. Ce programme intègre les techniques de thérapie cognitive et la pratique de la méditation. Celle-ci permet en particulier de se centrer sur le présent, de se tenir à l'écart des ruminations négatives et de se déconnecter de cette spirale[165].

Cette nouvelle vague a comme caractéristiques de :

- Ne pas être centrée sur le passé, mais sur le présent et de plus en plus sur l'avenir. La thérapie consiste à observer dans un premier temps comment on se retrouve coincé dans un symptôme, une pensée toxique et surtout comment on va entrevoir le moyen d'avancer.
- Le mieux-être vient de l'observation des émotions et de leur acceptation. Il s'agit de les observer, d'apprendre à les reconnaître et à les laisser passer. Cet entraînement de l'esprit est aidé par la pratique de la méditation dite de pleine conscience.
- Ces thérapies font une place aux valeurs et au sens. Il ne s'agit pas de valeurs imposées, mais de valeurs qui sont pour la personne des directions de vie choisies. On apprend à les nommer et à les incarner au quotidien.

On assiste aussi au développement d'une psychothérapie empiriquement fondée. Elle cherche à établir des ponts entre différentes écoles et à rester

---

164 Schoendorf B., Grand J. et Bolduc M.F. (2011), *La thérapie d'acceptation et d'engagement*. Bruxelles : De Boeck.

165 Kabat-Zinn J. (1998), *Influence of a mindfulness meditation-based stress reduction intervention on rates of skin clearing in patients with moderate to severe psoriasis undergoing phototherapy (UVB) and photochemotherapy (PUVA)*. Psychosomatic Medicine, vol. 60, N° 5, pp. 625-632.

centrée sur le problème du patient.[166] Cette approche était appelée psychothérapie fonctionnelle voici quelques dizaines d'années.

Une approche intégrée et processuelle

Enfin, nous ne pouvons passer sous silence une nouvelle approche prometteuse, celle du processus qui se rapproche de la psychothérapie empiriquement fondée ou validée empiriquement. Nous avons déjà plus haut insisté sur l'idée que la future approche des folies passera par une connaissance de processus multiples et interactifs, tant au niveau physiologique, cognitif, qu'émotionnel. Si on considère qu'il y a des différences radicales entre le sujet sain et le malade, on se coupe de notre humanité et de la possibilité d'envisager cette approche intégrée.

Historiquement, les chercheurs et les praticiens se sont penchés sur les aspects comportementaux, cognitifs et émotionnels des troubles d'adaptation. On a d'abord étudié les processus en cause dans chaque trouble. Puis on s'est mis à s'intéresser aux processus en cours dans différents troubles. Autrement dit, qu'y a-t-il de commun entre une dépression et une schizophrénie, par exemple ? Les études ont ainsi montré qu'en réalité, il y a beaucoup d'éléments en commun. On sort évidemment d'un modèle explicatif et surtout catégoriel. L'approche catégorielle, celle du DSM notamment, traduit les conduites dans une nosographie. Il faut cependant reconnaître que chaque situation, chaque cas est d'abord individuel et ensuite, que chaque expert, chaque médecin spécialiste, chaque psy y va de son diagnostic. Il n'y a pas nécessairement unanimité. De nombreux cas n'entrent pas dans un cadre nosographique clair et unique. Enfin, de tels diagnostics catégoriels envisagent mal la comorbidité. Or, la plupart des situations se situent dans ce registre.

Les recherches s'orientent dès lors vers une approche individuelle à travers des processus communs aux mécanismes pathologiques. Le modèle de Kinderman rend compte de cette approche.

Facteurs biologiques Facteurs sociaux Facteurs de vie	→	Processus psychologiques individuels et interpersonnels	→	Symptômes psychopathologiques

Figure N° 2 : Modèle processuel de Kinderman.[167]

[166] Billieux J. & al. (2012), *Qu'est-ce que la psychothérapie empiriquement fondée ?* Revue Francophone de Clinique Comportementale et Cognitive, Vol. XVII, N° 4, pp. 5-7.
[167] Kinderman P., Sellwood W. & Tai S. (2008), *Policy implications of a psychological model of mental disorder.* Journal of Mental Health; 17(1): 93-103.

L'approche processuelle explique les phénomènes psychopathologiques par des processus psychologiques et rend compte de la comorbidité par des facteurs explicatifs communs. Depuis une vingtaine d'années, des chercheurs se sont intéressés, non seulement aux processus psychologiques spécifiques de chaque trouble mental, mais aussi aux processus comportementaux, cognitifs, émotionnels et relationnels communs à divers troubles. Ces troubles peuvent appartenir *a priori* à la même classe diagnostique (par exemple, les troubles anxieux, les troubles des conduites alimentaires,...) ou pas (par exemple, la comparaison des processus dans les troubles anxieux, les troubles de l'humeur, les troubles psychotiques, les troubles du sommeil). Ces études montrent que des processus communs sont partagés par différents troubles et qu'ils peuvent contribuer de façon causale au développement et/ou au maintien des symptômes observés. L'approche processuelle qui en résulte postule que les troubles mentaux sont la manifestation de processus psychologiques – essentiellement cognitifs, émotionnels et comportementaux – et que différents troubles peuvent être sous-tendus par des processus psychologiques communs.[168]

L'approche physique

Sans corps, point de pensée, même si la confusion subsiste parfois. Le médecin, psychiatre, pédopsychiatre ou autre, a un rôle essentiel dans une pratique de santé mentale. Le plus souvent, il assure la gestion thérapeutique des équipes et induit le type d'approche des malades. Sa présence est particulièrement utile sur deux plans : la prise en considération des dimensions somatiques (tel symptôme ne reflète-t-il pas un début de démence ?) et le traitement pharmacologique de certaines maladies.

Nous ne reviendrons pas sur les psychotropes, par défaut de compétence et ensuite parce que rien de neuf ne s'annonce vraiment depuis la mise sur le marché des neuroleptiques atypiques. Par contre, nous voulons insister sur l'utilité, la nécessité, que le psychiatre joue son rôle de médecin, c'est-à-dire qu'il utilise ses compétences médicales et ses connaissances somatiques pour aborder les maladies mentales dans toutes leurs dimensions.

---

[168] Harvey A. & *al.* (2004), *Cognitive behavioural processes across psychological disorders. A transdiagnostic approach to research and treatment.* New York: Oxford University Press, *In* Nef F., Philippot P. et Verhostadt L. : *L'approche processuelle en évaluation et intervention cliniques, une approche intégrée.* Revue Francophone de Clinique Comportementale et cognitive, Vol. 17, pp. 4-23.

L'approche communautaire

Le malade, quelles que soient sa maladie et sa gravité, est très rarement seul au monde. Il a une famille, un voisinage, des amis, des collègues, un réseau social et surtout une histoire personnelle. La déformation professionnelle peut nous conduire à ignorer ou sous-estimer les réseaux primaires, les solidarités informelles, les ressources mobilisées discrètement, ce qui n'est pas bien gênant en soi, mais qui peut nous empêcher de les activer et de nous appuyer dessus. Plus grave, cette ignorance pourrait les contrecarrer ou les disqualifier en venant y superposer des programmes imposés, digérés, désincarnés. Il faut se décentrer par rapport à la position classique du soignant qui offre un service… et trouve toujours preneur. Un projet communautaire est à construire autrement, en fonction de ce que l'on voit, entend et observe, en passant par un temps de diagnostic. Le travail communautaire vient sans doute du champ de l'action sociale ou socio-politique plutôt que de celui de la santé, et du monde anglo-saxon plutôt que du monde francophone.

Cette approche permet de sortir d'une responsabilité purement individuelle pour en arriver à une réponse collective. On ne serait délinquant que dans un milieu criminogène, ou victime d'ostracisme que dans un milieu raciste, etc. Des groupes entiers d'une société sont ainsi stigmatisés et refoulés des grands mouvements culturels. Il s'agit d'un combat contre les préjugés relatifs aux minorités et elle met l'accent à la fois sur une approche collective des problèmes et sur une philosophie d'action basée sur le *self-help*. Malgré les bonnes intentions, on peut facilement dériver vers la conformité plus que le changement. Certains ne sont pas dupes et ont organisés ces groupes « communautarisés » en groupes de pression. D'autres vont plus loin et s'organisent en « victimes de la psychiatrie ».[169] Mais qu'en est-il de la santé communautaire ?

Rappelons tout d'abord que, dès la fondation de l'OMS, la santé est définie au-delà de l'absence de maladie dans ses trois dimensions physique, mais aussi mentale et sociale. Prise au sérieux, une telle conception dresse clairement des ponts entre la santé et l'action sociale. Par la suite, la Déclaration d'Alma-Ata (1978) se réfère explicitement aux communautés et la Charte d'Ottawa (1986) prône notamment le renforcement de l'action communautaire. Par ailleurs, la plus ancienne mention de *community health* que nous ayons trouvée en consultant le site de l'OMS remonte à 1972. Il est probable que l'importation du terme en français remonte à cette époque,

[169] Voir par exemple en France : http://www.cnvp84.fr

peut-être lors des premières réformes du système de santé à la charnière des années 1960-70.[170]

Dans cette approche, on ne fait pas pour, on fait avec et ce n'est pas facile, car il n'est pas d'usage de travailler ensemble, de mélanger organisateur et organisés, professionnels et usagers. Le professionnel doit être prêt à recevoir autant qu'à donner, à apprendre autant qu'à informer. Cela ne veut pas dire abandonner ses savoirs, mais bien se sentir capable de sentir la relation comme un échange. Ce repositionnement du professionnel est un incontestable préalable au travail communautaire : travailler d'abord avec les ressources qui sont déjà là (ce qui implique d'avoir pris le temps et l'attention de les repérer) et, plus précisément, compter sur les savoirs, les savoir-faire, les compétences des usagers. Pour le travailleur communautaire, la solitude est la meilleure ennemie. Il faut au moins être deux pour affronter les difficultés d'une telle entreprise. Cette solitude du porteur de projet communautaire devrait au minimum être contrebalancée par un soutien institutionnel clair.

Les buts ultimes sont de :

- Réduire l'exclusion sociale qu'on associe d'ailleurs souvent à la pauvreté et à la folie. On retrouve ici les différentes actions de nombreux gouvernements en faveur de tranches de population plus ou moins larges, comme l'accès au droit, la sécurisation des aides financières et matérielles, la lutte contre le surendettement, les prises en charge éducatives, la pédagogie sociale, une médecine de qualité pour tous, l'accès au logement et bien d'autres mesures.
- Redonner une dimension universelle, car le repli nationaliste engrange des haines qui ne demandent qu'à s'exprimer. Et certains rêvent d'un nouveau monde, celui de l'homme universel qui se lève et se soulève contre le nationalisme et toutes les formes de replis communautaires, un monde sans frontière où on peut circuler librement, s'asseoir, manger et danser dans le même train, un monde plus égalitaire, un monde de partage.
- Accentuer les notions de partage et de solidarité qui est un lien social d'engagement et de dépendance réciproque entre des personnes. Selon Durkheim, c'est un lien moral. Force est de constater que ces principes, ces valeurs sont mises à mal dans une société qu'on dit de plus en plus individualiste. L'individualisme marque fortement le rapport à l'autre ; on semble avoir évincé le besoin naturel d'échange et de partage. La transaction a pris le pas sur la relation. A la solidarité familiale intergénérationnelle et aux solidarités de voisinage, fondements de la vie

[170] Cherbonnier A. Pratiques communautaires ajourd'hui à Bruxelles : http://www.questionsante.org/bs/Pratiques-communautaires-aujourd,4

sociale, s'est progressivement substituée une solidarité collective et institutionnelle désincarnée.

Dans un service de santé mentale, cette dimension sociale est incontournable. On ne peut que tenir compte des appuis communautaires de l'usager et les amplifier par diverses techniques :

- Les approches formatives communes où soignant et soigné peuvent s'abreuver aux mêmes sources du savoir et du savoir-faire.
- Le circuit de soins où le malade devient usager et s'inscrit surtout dans une trajectoire efficace de résolution de ses problèmes de vie.
- Le développement du pouvoir d'agir est une notion plus récente, faisant suite à l'*empowerment* évoqué ailleurs. Traduit et diffusé, notamment par Le Bossé[171], cette pratique s'inscrit en droite ligne dans les pratiques communautaires, pratiques qu'elle souligne et amplifie. Leur point de départ se situe dans des actions sociales de lutte contre la pauvreté dans les années 1960 aux Etats-Unis. Par l'encouragement de l'entraide et de la solidarité, il s'agit de mettre en correspondance besoins des individus et conditions de vie. *In fine*, il s'agit pour elles de maîtriser leur vie. On met en correspondance les ressources d'action des personnes avec celles de son environnement.

Très rapidement trop rapidement, nous avons brossé ainsi le travail d'un service de santé mentale. Le modèle que nous proposons conteste une prise en charge classique de patients, dans une situation et une relation où s'exerce la toute-puissance du professionnel. L'auteur, avec l'aide de ses collègues, s'est engagé dans une prise en charge globale de la santé des consultants, devenus usagers. Cela n'est évidemment pas sans embûches car les obstacles sont nombreux et liés au cadre, à la géographie, aux mentalités, aux habitudes, au temps, tout simplement. Les consultants sont tellement nombreux qu'il est bien difficile et même utopique de s'attarder sur chaque situation comme il le faudrait. L'approche individuelle du consultant n'est pas tout. Si on cherche à répondre à sa demande, ou mieux encore à ses besoins, on peut utiliser les appuis communautaires.

L'approche sociale

La psychiatrie sociale représente l'une des approches importantes de la psychiatrie, complémentaire aux approches biologique et psychologique. Toutefois opposer ces trois approches nous paraît absurde. En effet, les connaissances actuelles provenant de la neurobiologie, de la

[171] Le Bossé Y. (2003), *De l'habilitation au pouvoir d'agir : vers une appréhension plus circonscrite de la notion d'empowerment*, Nouvelles Pratiques Sociales, vol 16, N° 2.

neuropsychologie, de la sociologie ou de la psychothérapie rendent illusoire tout modèle de santé/maladie qui ne prendrait pas en compte les aspects d'interactivité et de complexité de la folie.

L'approche sociale implique la famille et son système de fonctionnement et la thérapie institutionnelle. La thérapie systémique se différencie de la plupart des autres thérapies, par la prise en compte de l'individu dans son environnement, essentiellement familial mais pas seulement. Elle a, de ce fait, une vision plus élargie qui aide le thérapeute dans le traitement de son patient. La psychothérapie institutionnelle est née dans les hôpitaux psychiatriques français au sortir de la seconde guerre mondiale, dans une conjoncture politique et socioculturelle soucieuse de dignité humaine et de démocratie. Elle peut par ailleurs articuler une dimension sociologique et une dimension psychanalytique.

L'importance des déterminants sociaux dans l'apparition et le maintien des troubles psychiques ainsi que la nécessité de promouvoir des approches prenant en compte l'ensemble de la personne deviennent évidents. La psychiatrie ne peut pas travailler efficacement si elle est isolée et elle doit continuer à s'ouvrir aux autres professions et à l'ensemble des acteurs du système de santé tout en collaborant avec les associations de patients et de proches.

Cela n'est pas bien nouveau. Et pourtant, la différence entre discours et réalité reste très importante. En réalité, la folie traverse la société. La folie est un possible pour tout être humain. Est fou ce qui est pas normal, et aussitôt la question rebondit : normal, c'est quoi ? Qu'est-ce que c'est, vivre normalement ? Accepter la réalité ? Quelle réalité doit-on accepter ? Jusqu'où faut-il accepter la réalité ? Est-ce que vouloir changer la réalité c'est être fou ? La folie questionne la société entière et la démocratie le permet. Il est possible de vouloir vivre avec zéro angoisse et donc zéro risque et donc zéro pensée, zéro vie. La vie est une éternelle interrogation de l'avenir et du présent. Remettre en question, ne pas suivre les normes, sortir du conformisme, faire autrement sont des droits. Le conformisme va toujours avec une vision déterministe, explicative, définitive, fermée. On est comme ci ou comme ça à cause de la famille, de la catégorie sociale, des gènes. La responsabilité individuelle est ainsi escamotée. Y a-t-il une nature humaine ? Ou bien y a-t-il une multitude de natures, avec toutes sortes de possibles et même de la folie. Pourquoi ne pas prendre au sérieux ceux qui jouent à la dînette, ceux qui voient des moulins à vent, ceux qui voient le ciel de toutes les couleurs ou qui ont envie d'un autre monde ? La réponse à ces folies peut peut-être sortir du ridicule, éviter le bûcher, l'enfermement, la lobotomie, la camisole chimique.

L'approche transculturelle

Nous ne pouvons négliger d'évoquer la prise en charge de patients issus de cultures différents. Nous avons en son temps élaborer quelques d'accès à ces cultures.[172] Dans quelques-uns de nos services, cette population est même majoritaire. Il est clair que les croyances, les habitudes de vie, l'importance de l'influence du groupe social et bien d'autres facteurs influencent l'expression des maladies. Nous avons aussi évoqué ces aspects dans les quelques situations décrites en Indonésie ou en Afrique.

Les critères de norme et de pathologie sont définis dans chaque culture : on entend donc par *normal* ce qui est habituel, majoritaire dans une culture donnée. On rejoint ici cette notion de norme et de frontière qui sépare la folie de la non-folie. Les choses se compliquent ici puisque les normes en vigueur dans un pays d'accueil sont souvent complètement différentes de celles du pays d'origine du patient. Quels sont dès lors les critères pour dire qu'une crise d'agitation est hystérique, délirante ou mystique. On distingue deux sortes de cultures. Les premières avalent ses déviants et leur accordent un statut juridique (sorciers, prêtres, bouffons, artistes et autres excentriques) et les secondes ont tendance à se débarrasser de ses déviants en les vomissant dans des institutions construites pour cela. Les sociétés qui assimilent leurs déviants sont traditionnelles, fonctionnent sur le modèle du clan. La relation de l'individu au groupe est fusionnelle. L'individu est d'ailleurs pris en charge par la collectivité. Les sociétés qui refusent leurs déviants entraînent un conflit entre la soumission aux normes ancestrales et l'acceptation de valeurs nouvelles. Elles ont alors établi trois modes de relations avec les individus déviants :

- La culture fournit des moyens de protection suffisants au niveau symbolique (art, expression, etc.) et le fou y trouve une place.
- Les individus sont impuissants à se conformer aux normes culturelles ambiantes, soit par fragilisation dans la première enfance, soit par disposition innée. Ils deviennent étrangers à leur culture et sont rejetés.
- L'individu entre en contact avec une culture différente comme tout migrant comme tout étranger ou tout transfert de lieux de vie (de la campagne vers la ville ou même d'une résidence privée vers une maison de repos). Les conduites deviennent vides de sens, inadaptées pour la culture du lieu d'accueil.

Les croyances culturelles influencent dans une certaine mesure le choix du comportement pathologique. En général, on attribue plus souvent l'origine des maladies à des causes exogènes (comme la sorcellerie, la transgression d'un interdit, un accident) qu'à des causes endogènes. Et l'attribution de ces

[172] Dalla Piazza S. (2011), *Ces étrangers parmi nous.* Paris : L'Harmattan.

causes est un processus rarement accompagné d'une analyse minutieuse des faits (le processus d'anamnèse est souvent des plus succincts). Les symptômes, névrotiques ou psychotiques, sont des constructions collectives qui évoluent et se transforment avec l'évolution du groupe. Nous empruntons nos symptômes à notre culture. Ce qui est permanent, ce sont les lois de la dépersonnalisation, car dans toute culture existent de telles lois. C'est uniquement leur manifestation qui diffère.

On les appelle les *pasung*. En indonésien, cela désigne le pilori sur lequel on exposait les prisonniers jadis. Depuis des dizaines d'années, certains schizophrènes vivent enchaînés. Les familles leur ont mis des chaînes pour se protéger. Certes, il y avait bien les médicaments, mais à 12 dollars l'ordonnance, elles ne peuvent pas continuer de payer. En Indonésie, 15.000 malades mentaux vivraient sans soins psychiatriques, attachés pour se protéger de leurs potentielles agressions. Toujours en Asie, le syncrétisme des religions taoiste, bouddhiste et de Confucius. Quand l'enseignement bouddhique appelle à la bonification de l'Etre humain dans la Voie du Nirvana totalement libérée, il fait la jonction avec le projet confucéen de la Vertu dans le même discours sur l'éthique sociale. C'est donc en chaque homme que la solution de sens se trouve et qu'il lui faut trouver cela pour construire son bien-être. Il aura ainsi atteint la Voie du Tao pour se reconnaître comme une partie intégrante de la nature générale, le cosmique sans limite où dans sa tête ce cosmique sans limite s'appelle la liberté. Le syncrétisme signifie amalgame qui prend solidement les éléments de sorte qu'on ne distingue plus les détails. Et comme le projet général est toujours dans l'amélioration de soi et du social, sans être pris dans des querelles d'écoles ni des idéologies, on comprend pourquoi ce syncrétisme est toujours actif pour former le fonds mental de l'homme asiatique.

La pratique psychiatrique moderne en Afrique est relativement récente. Pendant longtemps, les malades mentaux étaient à charge exclusive des guérisseurs et des familles et les symptômes rapportés à des interprétations traditionnelles encore vivaces. La cohabitation entre les techniques psychiatriques modernes et les thérapeutiques traditionnelles est souvent enrichissante.

L'expression de la folie est mondiale. Elle consiste dans des délires, de la confusion et des signes comportementaux d'inadaptation sociale ou personnelle. La différence culturelle se situe au niveau de l'interprétation des signes et des attributions de ces symptômes. On pourrait schématiser ce propos en présentant :

- Les folies en Afrique sont l'expression d'une attribution externe, à des forces occultes ou à une vengeance d'une autre personne.

- Les folies en Occident résultent d'une attribution interne, puisque la cause de la folie est à rechercher en soi, même si la responsabilité de la société est de plus en plus engagée.
- Les folies en Asie ont une source mitigée qui se situe dans l'union sacrée de l'homme avec son environnement cosmique et naturel.

Il reste ainsi aux travailleurs de la santé mentale à resituer les symptômes présentés par le patient, non en fonction des critères occidentaux, mais bien au regard des critères locaux d'origine. Là, une grande ouverture à la différence devient aussi nécessaire que dans l'appréhension de la folie même.

CONCLUSION DE LA QUATRIEME PARTIE

La folie existe bien et nous l'avons rencontrée, à l'instar d'Erasme. Elle garde une constance remarquable depuis la nuit des temps. La folie d'hier est celle d'aujourd'hui et celle de demain. Seules ont changé l'intensité de la peur et les représentations sociales de la folie, quoique… Mais elle s'est surtout diversifiée, engagée sur de nouvelles voies, moins graves, celles de troubles de la personnalité. Ces troubles devaient exister auparavant dans des conditions particulières. Il faut croire que ces conditions se sont multipliées.

Pourtant, nous avons tous tendance à imaginer que les conditions de vie actuelles sont catastrophiques. Nous pensons tous que la déliquescence de la famille a et aura des conséquences fâcheuses sur la santé mentale future, sur l'apparition de ces troubles de la personnalité. Nous pensons que la promiscuité engendre des pathologies sociales. Tout le monde imagine encore un lien entre chômage et pathologie mentale. Il y aurait bien d'autres explications, mais sommes-nous certains que ces conditions de vie soient nouvelles. La vie, la société, la famille étaient-elles plus faciles, organisées, solidaires, engagées dans le passé ? Rien n'en est moins sûr. Jusqu'au XIXe siècle, régnait l'anarchie sociale et familiale pour la plupart des humains, à l'exception de quelques classes sociales aisées. C'est l'avènement de la classe moyenne et des syndicats ouvriers qui a permis d'étendre cette solidarité et une organisation sociale de redistribution à tout le monde. L'Etat a donc pris de plus en plus d'importance et de pouvoir pour moduler les actions interindividuelles.

C'est cela qui est nouveau : un code tacite affirmé par les anciens a été progressivement remplacé par un code légal et administratif, et c'est tant mieux ! Nous, travailleurs du social et de la santé mentale, nous faisons partie de ces rouages. Il nous appartient d'en être conscients et d'en assumer la responsabilité. Toute la question repose dorénavant sur le comment ?

Toutes nos peurs doivent-elles être confinées dans des asiles ? Toute déviance, toute marginalité, tout non-conformisme, toute pauvreté (pourquoi pas ?), doivent-ils se retrouver aux marges de la cohésion sociale ?

Telle est la question posée dans ce chapitre et la mise en avant d'une conception globale de la santé avec les démarches correspondantes qui pourraient favoriser un pas vers plus de tolérance et d'efficacité.

CONCLUSION GENERALE

La suprême sagesse de ce temps consiste peut-être à penser en pessimiste, car la nature des choses est cruelle et triste, et à agir en optimiste, car l'intervention humaine est efficace pour le mieux-être moral et social et nul effort de justice et de bonté, quoiqu'il puisse nous apparaître, n'est jamais complètement perdu.
Benoît Maloin (1892)

Des siècles durant, le primat du biologique a forgé une représentation mécaniste de l'être humain, tel une entité isolable de son environnement. Le discours organique s'est ensuite imposé. A l'orée du XXe siècle, l'avènement des sciences humaines et sociales a postulé que l'humain ne saurait se réduire à la seule enveloppe charnelle et aux organes qu'elle abrite. Tout un courant de pensée a repris le chemin de la croyance dans un *Deus ex machina*, qu'il soit religieux, philosophique ou psychologique. Il n'empêche que l'homme est un être multidimensionnel et complexe. Ces dernières décennies les notions de « maladie mentale » et de « santé mentale », parties d'une sorte de capital santé à conserver ou à entretenir, semblent s'être imposées. La santé est devenue un état complet de bien-être physique, mental et social. Cette définition, reprise de l'OMS et largement adoptée par les instances publiques, a validé le développement de nouvelles pratiques désormais vouées à la santé mentale, à la promotion du bien-être, la prévention des troubles mentaux, le traitement et la réadaptation des personnes atteintes de ces troubles. On ne saurait être plus global et donc moins opérationnel qu'au travers de ces assertions visant l'une la santé, l'autre la pragmatique sociale devant nous engager sur le chemin de la santé mentale. Désormais pilier de la santé globale de l'individu, au même titre que son pendant biologique, la santé mentale aurait partie liée avec le physique et avec le social. Cette combinaison au sein de la santé globale, dont les éléments moteurs seraient en constante interaction, procède toutefois d'une conception des choses soumise à l'évolution de nos sociétés et à la vision du monde qu'elle semble, parfois bien malgré elle, diffuser

La folie comme telle, comme entité séparée du vivant n'existe pas. Elle s'inscrit plutôt dans une sorte de continuum qui irait d'une capacité importante à gérer notre environnement à une capacité plus ou moins affaiblie à la suite de différents mécanismes biologiques, psychologiques et sociaux. Dans le même sens, la santé absolue n'existe pas davantage.

Existe ainsi une guerre entre maladie et santé. Cette guerre est loin d'être gagnée, car il s'agit d'abord de définir la cible. C'est là le but essentiel : à quel niveau chercher et « attaquer » la maladie. De nouveaux médicaments, les techniques modernes d'imagerie, de multiples recherches ont permis des progrès spectaculaires puisque les hôpitaux psychiatriques étaient censés se vider. Il faut au moins 10 ans pour mettre au point un médicament via l'expérimentation animale. La phase d'expérimentation humaine élimine encore la plupart d'entre eux. Il n'empêche que la pharmacopée actuelle paraît efficace, mais on n'a plus rien trouvé de neuf ces dernières années.

Par ailleurs, découvrir les gènes responsables d'une maladie n'est pas suffisant. Encore faut-il en comprendre les mécanismes d'expression dans les symptômes et les différences individuelles. L'influence génétique n'est pas tout ; le milieu, les expériences de vie sont aussi importantes. L'empreinte génétique personnelle est de toute façon unique et pourra peut-être nous dire un jour notre prédisposition à telle ou telle maladie. Aucun de nous n'échappera à l'une ou l'autre de ces prédispositions. Celle-ci n'est pas un déterminisme absolu. Nous pourrions alors activement nous mettre dans des conditions de vie préventives. C'est valable pour le style de vie et aussi pour le choix de la médication, car, pour des raisons génétiques et de compétence enzymatique, le métabolisme des médicaments est différent d'un individu à l'autre, d'où une réactivité et une efficacité très variables de ces médicaments. Nous sommes ainsi sur la voie de la guérison de tout. Rien ne résistera plus à la science, même pas la folie. Une meilleure connaissance de ces maladies nous renvoie à une grande responsabilité quant à ce que nous ferons des nouvelles découvertes. On pense ici aux tests génétiques, à l'ingénierie génétique. Perdrons-nous toute autonomie, serons-nous pris en charge par l'Etat ou des organismes de contrôle tout puissants ? Personne ne sera plus marginal, original. Le conformisme humain, comme dans toute dystopie, approche à grands pas.

Ne serait-il pas préférable d'intervenir avant que les signes n'apparaissent (intervention précoce) ? On pourra agir sur les circonstances de vie (difficile) ou en utilisant des médicaments prophylactiques. C'est ici l'intérêt des psychothérapies dont, malheureusement, on n'identifie pas suffisamment et scientifiquement les effets. Cela reste de l'ordre empirique dans la plupart des cas, avec un risque de dérive sectaire.

Humanisme, chirurgie esthétique et auto-complaisance : ici se pose le problème des médicaments comme adjuvants au bonheur. Un antidépresseur fut considéré à une époque comme la pilule du bonheur. Quelle frontière existe entre excès et maladie ? Quand un enfant est-il turbulent ou hyperactif ? Quand une personne active est-elle maniaque ?

À cause des progrès techniques, l'humain aura-t-il encore sa place ? Cela concerne le diagnostic et le traitement, mais aussi l'importance accrue de l'économique dans les soins de santé. Un fossé entre science et humanisme pourrait s'avérer dangereuse.

Cerveau et esprit sont les facettes d'une même entité, mais alors où est l'exécutant moral, l'identité personnelle, le soi, l'âme… ? S'agit-il de guérir les gens ou la société ?

La question reste, mais la réponse ne peut être que partielle.

Aujourd'hui le mot de folie est moins frappé d'interdit : il s'est banalisé, comme la maladie. C'est que la folie souffre, si je puis dire, d'un handicap : l'omniprésence des psys. La mort annoncée de la psychiatrie n'a pas eu lieu. Au contraire, elle est partout ! Dès qu'un enfant n'est pas bon en mathématiques, il faut l'emmener voir un psy, et non un spécialiste des maths. Il nous est arrivé de recevoir un enfant que les parents estimaient perturbé parce que ses résultats scolaires étaient insuffisants à leurs yeux. Et qu'y a-t-il de pire qu'un accident avec l'inévitable cellule psychologique qui l'accompagne ? Georges Lantéri-Laura s'inquiétait de ce qu'il appelait « l'extension indéfinie de l'objet de la psychiatrie » (après celui de la psychanalyse). Pourtant, si le schéma commode de Foucault ne fonctionne pas, la psychiatrie n'a pas fonctionné davantage : ce fut un échec complet dans sa tentative d'enfermement thérapeutique. Quand on compte les coûts de la psychiatrie, le bilan est extrêmement négatif. Toutes les sciences avancent, celle-ci avec lenteur. Cela dit, malgré cette banalisation des psys et du mot « folie », celle-ci ne sera jamais tout à fait une maladie comme les autres. On a toujours peur du « grand méchant fou », avec sa psychose théâtrale et hallucinée, et cela continuera à cause de l'éternelle querelle entre organogenèse et psychogenèse. Les psychanalystes, après avoir été les conquérants et aussi pratiquement les tueurs de la psychiatrie, ont subi un très gros revers avec l'approche neuronale. Celle-ci est pourtant loin d'avoir tenu ses promesses fracassantes : ce serait trop simple, trop beau, trop facile, qu'on puisse prouver un jour que la folie procède uniquement d'une organogenèse. Il reste de la place pour une psychogenèse, dans le sens d'apprentissages négatifs accumulés au cours d'une vie. Cela reste pour le moment un mystère qui empêche toujours la folie d'être une maladie classique. L'histoire de la folie commence avec l'histoire de l'humanité et se terminera avec elle.[173]

C'est le rapport à l'altérité qui est ici en cause. Le premier aspect, celui de la relation d'amour, est positif dans l'effort de compréhension, de respect, de

[173] Quétel, *op. Cit.*

sympathie, à défaut d'empathie et de compassion. Le second, celui de la coexistence pacifique, n'est que la forme vide d'une abstention. Accepter l'autre comme il est et non pour ce qu'il est nous limite à dire ce qu'il ne faut pas faire ; elle ne fait qu'admettre *de facto* l'existence physique de l'altérité. Rien de plus. Elle suppose la juxtaposition sans échanges dans un même espace social. Et, psychologiquement, cela devient une sorte de vide social : c'est une vertu à destination d'un monde désuni, d'un monde dans lequel les hommes s'ignorent.

Notre thèse de départ était que la folie s'inscrit dans un processus de peur et engage à l'exclusion, sous différentes formes. En conséquence, nous ne pouvons soigner ces fous qu'en les banalisant, en les incluant dans une société ouverte à la différence. Cela concerne d'ailleurs d'autres groupes sociaux. Il s'agit d'une utopie et non d'un angélisme, car la folie peut représenter un danger pour les autres et pour le malade. Elle reste effectivement une maladie. Et nous ne voulons en rien ignorer la souffrance de ces personnes et de leurs proches, déstabilisés par des propos et des comportements dont le sens échappe. Pourtant, un sens existe pour qui veut bien le chercher et le comprendre. Très souvent, ce sens s'inscrit dans un contexte historique et familial où chacun joue un rôle. Le fou essaye d'exister autrement, mais il n'y arrive guère ou il n'est pas entendu.

La folie permet de voir des choses qui n'existent pas et leur caractère angoissant est probablement attisé par le choc avec le normal qui lui rappelle sans cesse sa différence : tu entends des voix, ce que tu vois n'existe pas, tu n'as aucune raison d'être déprimé, d'avoir peur. Tout va bien. N'est-ce pas autant ce contact individuel qui amplifie la folie, qui pourrait finalement se suffire à elle-même ?

Changer le regard de la société n'est pas chose aisée. Cet essai met en avant une appréhension globale de la santé et surtout l'idée d'une sorte d'alliance qui dépasse la solidarité, entre le fou et le normal, entre le fou et son groupe d'appartenance, entre le fou et son thérapeute. Il ne s'agit pas seulement d'alliance affective, compréhensive, *supportive*, mais d'égalité. Le thérapeute peut apprendre du fou et « grandir » à son contact.

Thomas Mann, lors d'une rencontre avec Nietzsche dans son *Buddenbrooks* fait prononcer les paroles suivantes à son héros :
« Il faut toujours qu'il y en ait un qui ait été malade et même fou pour que les autres n'aient pas besoin de l'être. Sans ce qui est maladif, la vie n'a jamais pu être complète. Seul le morbide peut sortir du morbide. Quoi de plus sot ! La vie n'est pas si mesquine et n'a cure de morale. Elle s'empare de l'audacieux produit de la maladie, l'absorbe, le digère et du fait qu'elle s

l'incorpore, il devient sain. Sous l'action de la vie, toute distinction s'abolit entre la maladie et la santé ».

Reste le continuum entre folie totale et santé mentale totale. L'état de chaque individu se situe à un moment donné sur un point de ce continuum, dans un équilibre instable entre forces internes et externes. Sa situation bascule parfois. Ce concept permet d'éviter de dichotomiser l'être humain : le fou et le normal avec un jugement de valeurs à l'arrière-plan.

Le statut social particulier de la folie est lié aux représentations qu'elle génère et à l'idée sécuritaire qui en découle. La folie fait effectivement partie des grandes peurs de l'humanité. Les formes de certaines folies ont peu varié dans le temps, d'autres beaucoup. Cela nous a amené à distinguer, avec d'autres, les grandes folies (manie, délire, crise) des petites folies ou troubles de la personnalité, les premières ne variant pas, les secondes bien. La folie, petite ou grande, est une communication. Si le fou exprime toujours quelque chose, c'est parfois ou souvent la réaction de l'entourage qui transforme et malmène cette perception issue de ses tréfonds d'angoisse. Le fou ne sait pas qu'il est fou. C'est le regard de l'autre qui le modifie et lui fait entrevoir un monde auquel il n'a plus ou mal accès. Chacun présente peu ou prou des signes de folie, petite ou grande, mais chacun enfermé dans ses habitudes ne s'en rend pas compte. Le fou vit avec ce qu'il est, et c'est la réaction autour de lui qui met en relief ses inadaptations. La folie mérite des soins, une réadaptation, un accompagnement, mais surtout une réhabilitation, celle de son honneur perdu. Etre fou est d'ailleurs autant un droit qu'une maladie. N'avons-nous pas le droit d'avoir la grippe, un cancer, une folie ?

Une société inclusive devrait réserver des places transitoires à l'hôpital pour les cas où la menace de suicide ou de violence existe bien. La situation sociale n'accentue pas la folie, mais engendre plutôt de nouvelles conduites adaptatives. Par nécessité, l'homme adopte certains comportements et peut en cas de besoin en adopter d'autres. La situation de chômage (ou d'allocataire social) est un exemple. Le chômage n'est pas pathogène en soi, mais il crée un sous-statut social, surtout de dépendance. L'individu dépend de l'Etat et non plus de son patron et de son travail. Devenu dépendant, s'il est menacé, il risque de tout perdre et sa peur devient envahissante.

Notre propos nous amène à faire la proposition de vivre avec les fous, c'est-à-dire nous tous et entre nous, avec une reconnaissance de notre propre état, ce qui est peut-être la définition même de la santé mentale. Un nouveau paradigme de la santé mentale passe alors par un travail de collaboration entre professionnels et usagers, tous devenant ainsi collègues.

FOLIE ET SANTE MENTALE POUR TOUS

Table des matières

Santé et Médecine aux éditions L'Harmattan

Dernières parutions

LES CRISES DE SANTÉ PUBLIQUE
Entre incompétence et compromissions
Furone Antonio
On regroupe, sous le même vocable de crise sanitaire, aussi bien de minables arrangements qu[e] d'affreuses tragédies avec deux constantes : incompétence et compromissions. Experts et média[s] agitent le spectre d'un désastre : la crise survient, avec ou sans malades. Les responsables politique[s] homologuent cette fable et achètent avec largesse le médicament miraculeux. Gouvernement e[t] industriels nous présentent la note...
(Coll. Questions contemporaines, 16.00 euros, 162 p.)
ISBN : 978-2-343-05018-8, ISBN EBOOK : 978-2-336-36753-8

L'EUTHANASIE ADMISE EN SOINS PALLIATIFS
Défis humains pour les médecins
Nkulu Kabamba Olivier
Face aux euthanasies admises en Soins palliatifs, quels sont les défis humains auxquels es[t] confronté le médecin qui accepte de les pratiquer ? L'auteur, spécialiste en éthique clinique, dévoil[e] ces défis par l'intermédiaire de nombreux échanges épistolaires et verbaux qu'il a entretenus ave[c] le docteur Karl, médecin belge qui accepte de pratiquer ces euthanasies dans le service des Soin[s] palliatifs de l'hôpital où il travaille.
(13.00 euros, 124 p.)
ISBN : 978-2-343-04798-0, ISBN EBOOK : 978-2-336-36512-1

LA LOUCHE, LA BALANCE ET LA PIPE (CANCER : L'ABÉCÉDAIRE)
Vennin Philippe
Médecin, oncologue réputé, chercheur, généticien, philosophe, Philippe Vennin a déjà un cance[r] lorsqu'il se met à écrire cet Abécédaire. Cet ouvrage, facile de lecture, où le vocabulaire que nou[s] utilisons au quotidien est le fil conducteur, reflète parfaitement les questionnements de l'auteur e[t] sa réflexion basée sur la science et la philosophie.
(20.00 euros, 220 p.)
ISBN : 978-2-343-04617-4, ISBN EBOOK : 978-2-336-36573-2

LA FORCE VITALE AU CŒUR DES PRINCIPES DE LA CHIROPRAXIE
Une méthode dans l'histoire des idées et des sociétés
Jolliot Chantal - Préface de Pierre Erny
Les principes fondamentaux de la chiropraxie, méthode surtout connue pour le traitemen[t] du «mal de dos» grâce à des interventions manuelles, font référence aux fonctions articulaires[,] neurologiques et à la notion de force vitale. Cette notion ancienne, aujourd'hui fréquemmen[t] dénommées «énergie», est en vogue. Elle participe aux manières de penser des société[s] contemporaines où elle contribue à une compréhension symbolique de la personne dans so[n] environnement.
(10.50 euros, 74 p.)
ISBN : 978-2-343-04939-7, ISBN EBOOK : 978-2-336-36703-3

ANTHROPOLOGIE DU MÉDICAMENT AU SUD
La pharmaceuticalisation à ses marges
Sous la direction d'Alice Desclaux et Marc Egrot
Cet ouvrage examine de multiples situations de déploiement de la pharmaceuticalisation, dans plusieurs domaines : la valeur et le paiement, l'approvisionnement, l'usage thérapeutique et l'intervention médicale. Les analyses du recours à une diversité de médicaments en Afrique et en Asie du Sud-Est montrent les effets sociaux et les effets de sens de ces extensions à la marge et permettent de mieux comprendre les rapports entre médicalisation et pharmaceuticalisation.
(Coll. Anthropologies et Médecines, 29.00 euros, 282 p.)
ISBN : 978-2-343-05253-3, ISBN EBOOK : 978-2-336-36776-7

OCULARISTES ET YEUX ARTIFICIELS
De l'Antiquité au XXe siècle
Martin Jean-Pierre - Préface du Docteur Xavier Riaud
Depuis l'Antiquité, les hommes ont cherché à compenser le handicap esthétique qu'est la perte d'un œil, à l'aide de prothèses en matériaux divers. À la Renaissance la maîtrise du travail du verre, puis de l'émail a permis de fabriquer des yeux dont le réalisme était trompeur. Ainsi cet ouvrage retrace l'évolution des yeux artificiels, et celle des ocularistes, artisans spécialisés dans leur fabrication. Une liste présentant les principaux artisans français avant 1900 complète cette monographie.
(Coll. Médecine à travers les siècles, 12.50 euros, 112 p.)
ISBN : 978-2-343-05112-3, ISBN EBOOK : 978-2-336-36787-3

ACCOMPAGNEMENT (L') DU PATIENT HOSPITALISÉ DANS L'EXERCICE DE SA SEXUALITÉ
Pour que le patient «sexe prime»
Aurrens Arnaud
Cet ouvrage interroge le rôle de l'infirmier et son évolution face à un besoin fondamental des patients, qu'est la sexualité et dont l'intimité est fragilisée par une hospitalisation longue ou régulière. Au travers d'une enquête auprès de l'ensemble de la profession soigante et d'entretiens recueillis auprès de professionnels, il tente d'éclaircir le malaise de la profession infirmière sur la thématique sexuelle.
(14.00 euros, 136 p.)
ISBN : 978-2-343-04884-0, ISBN EBOOK : 978-2-336-36463-6

NOUVELLES (LES) FIGURES DU PATIENT
Pour une autre philosophie
Tanti-Hardouin Nicolas - Préface de Jean-Robert Harlé
De la figure emblématique de l'*homo medicus* chère aux économistes de la santé, aux malades en fin de vie en soins palliatifs, en passant par les malades mentaux, la figure du patient s'est nettement transformée sous les aspirations de multiples secteurs du monde biomédical, de la santé publique et de la société elle-même. Les mutations sociales impactent fortement les mondes du soin, le regard et les représentations qu'on a du patient et la pratique clinique elle-même.
(Coll. Éthique et pratique médicales, 18.00 euros, 184 p.)
ISBN : 978-2-343-04760-7, ISBN EBOOK : 978-2-336-36427-8

STATIQUE (LA) ET SES SECRETS À L'USAGE DES OSTÉOPATHES
Bertora René
Cet ouvrage offre un regard unique et original sur la statique vertébrale et permet d'effectuer un diagnostic vrai sur tous ses déséquilibres (hernies discales, gonalgies chroniques, lumbagos, ...) Il s'agit d'une méthode exclusive qui parle de points fixes, de points mobiles, de bras de leviers; d'autant de principes mécaniques qui existent sur terre dont le corps humain est le représentant. La compréhension des principes énoncés peut servir de référence à toute thérapeutique axée sur l'harmonie et l'équilibre du corps. (Nombreux schémas et illustrations en couleur.)
(20.00 euros, 168 p., Quadrichromie)
ISBN : 978-2-343-04735-5, ISBN EBOOK : 978-2-336-36300-4

« AGATHE EST DANS LES FLEURS »
Accompagner et soutenir les parents et leurs familles dans le deuil périnatal
Lavroff-Teissiere Erika
À travers une perspective d'espoir et de réelle solidarité, ce livre nous convie à partager avec respect et dignité l'intimité du deuil de parents, ainsi que l'accompagnement humain de professionnels de santé, autour de la mort d'un enfant. Plus qu'un manuel de psychologie, cet ouvrage cherche à rendre hommage à ces enfants décédés et à leurs parents, ainsi qu'à faire reconnaître aux familles et à la société la réalité de cette douleur si profonde de la perte d'un enfant.
(19.00 euros, 196 p.)
ISBN : 978-2-343-04253-4, ISBN EBOOK : 978-2-336-36355-4

TÊTE (LA) EN DÉSORDRE
L'exposition prénatale à l'alcool
Dartiguenave Catherine, Toutain Stéphanie
Comment accueillir un enfant porteur de troubles liés à une alcoolisation pendant la grossesse ? Quatre familles racontent leur histoire : elles ont dû faire preuve de trésors d'inventivité et ont dû puiser dans leurs ressources intérieures tout en recherchant de l'aide, pour relever ce défi. Un dernier chapitre, davantage théorique, s'adresse plus particulièrement aux professionnels de l'enfance qui souhaitent approfondir leurs connaissances sur le sujet.
(25.00 euros, 240 p.)
ISBN : 978-2-343-04792-8, ISBN EBOOK : 978-2-336-36409-4

QUESTIONS DE MIGRATIONS ET DE SANTÉ EN AFRIQUE SUBSAHARIENNE
Sous la direction d'Yves Charbit et Teiko Mishima
Des experts français et japonais, spécialistes des migrations internationales ou de la santé en Afrique subsaharienne, se sont réunis en 2014 à Osaka pour faire le bilan de leurs recherches. Ils y associent en particulier démographie, épidémiologie, anthropologie, géographie, droit et science politique. Si leurs recherches convergent, les spécificités des contextes mettent en évidence la nécessité de contextualiser les analyses des comportements des individus migrants.
(Coll. Populations, 25.00 euros, 242 p.)
ISBN : 978-2-343-04674-7, ISBN EBOOK : 978-2-336-36344-8

ÉCRITS ÉPISTÉMOLOGIQUES SUR L'ANATOMIE DU XVIe AU XIXe SIÈCLE
Gros Gilles
Partant de l'héritage anatomique de l'Antiquité et du Moyen Âge, l'auteur nous invite à découvrir l'effervescence épistémologique dont l'anatomie fut l'objet du XVIe au XIXe siècle, accédant ainsi à un statut de science souveraine. Il nous révèle combien l'anatomie a marqué de son influence toutes les sphères de la connaissance et des arts, marquant de son sceau la civilisation occidentale.
(Coll. Acteurs de la Science, 35.00 euros, 344 p.)
ISBN : 978-2-343-05094-2, ISBN EBOOK : 978-2-336-36435-3

MONDE (LE) DES MICROBES
Fascinant, redoutable, rebelle
Eben-Moussi Emmanuel
Cet ouvrage retrace l'histoire de la découverte des microbes et de certaines maladies infectieuses. Puis, l'auteur questionne les Sociétés du Vivant et en particulier l'Homme dans la cogestion de son environnement et donc ses comportements à cet égard. Il analyse les difficultés de la lutte contre les différents visages du péril infectieux. Voici l'étude d'un monde fascinant, redoutable et rebelle, trop souvent réduit à une des plus grandes peurs de l'Humanité.
(24.50 euros, 248 p.)
ISBN : 978-2-343-04560-3, ISBN EBOOK : 978-2-336-36223-6

CARACTÉRISTIQUES DENTO-CRÂNIO-FACIALES DES HOMININÉS
Combes Fruitet Elsa
Ce livre décrit les caractéristiques crâniennes, faciales et dentaires des Homininés jusqu'à Homo Sapiens, en soumettant des hypothèses d'évolution en fonction du climat, de l'alimentation

ou encore de l'apparition de la culture et établit des comparaisons entre différents Homininés. L'auteur, chirurgien-dentiste, crée une corrélation entre l'héritage de certains caractères ancestraux et la pratique clinique de l'odontologie.
(Coll. Médecine à travers les siècles, 11.50 euros, 94 p., Illustré en noir et blanc)
ISBN : 978-2-343-04532-0, ISBN EBOOK : 978-2-336-36056-0

À L'ÉPREUVE DU HANDICAP, NOUVEAU REGARD SUR LA VIE
Témoignage
Rebillard Cécile
« J'ai beaucoup mûri en plus de devenir plus responsable. Je vois les choses autrement. » (...) « Accepter la maladie et le handicap a reprogrammé mon cerveau à voir la réalité en face. » Ces réflexions de l'auteur, au fil du récit, sont troublantes tant elles mêlent le sentiment intime au collectif. Comme dans *Numéro 9* (L'Harmattan, 2013) et par-delà le quotidien peu ordinaire de son enfant, Cécile Rebillard lève le voile sur le tabou qui existe encore de nos jours à propos du handicap.
(Coll. Récits de vie, série Santé et Maladie, 14.50 euros, 138 p.)
ISBN : 978-2-343-04455-2, ISBN EBOOK : 978-2-336-36074-4

MORT (LA) DANS L'ÂME
Le travail du Tré-Pas en Soins Palliatifs
Quitaud Gérald - Préface Roland Gori
Accompagner la fin de vie ne se résume pas à proposer aux sujets une escorte médicale exemplaire et compétente. Dans la promiscuité de la mort et la vieillesse rien ne peut se substituer à une certaine éthique de la rencontre pour tenter de résorber l'écart existant entre la conscience des mourants et celle des survivants. Ainsi, cette nouvelle approche de relation d'aide se propose de recourir au processus du « Très-pas ». Le but est de repérer dans l'expérience trois pas distincts et associés, permettant à certains d'accomplir leurs vies et à d'autres de se rassembler autour de ce rite initiatique.
(Coll. La gérontologie en actes, 23.00 euros, 228 p.)
ISBN : 978-2-343-03245-0, ISBN EBOOK : 978-2-336-36012-6

GUIDE DES SIGLES ET AUTRES ACRONYMES
Giroux Laurent
Les sigles, notamment dans le secteur social et médico-social, initialement fait pour faciliter la compréhension, la compliquent aujourd'hui, de par leur très grand nombre. Afin de faciliter la tâche des étudiants, des salariés des établissements et services sociaux, des bénévoles des associations, des élus, du personnel des administrations du service public et du public en général, ce guide rassemble plus de 6100 sigles.
(Coll. Défis, 20.00 euros, 278 p.)
ISBN : 978-2-343-04682-2, ISBN EBOOK : 978-2-336-36158-1

MAL DE MÈRE ET MAUX D'ENFANTS
Robert Jacques - Préface d'Olivier Revol
S'appuyant sur quarante ans d'expériences cliniques, Jacques Robert, pédiatre, décortique ici les maladies les plus fréquentes du petit enfant. Son but est d'accompagner les mères pour une prise en charge de l'enfant, quand celui-ci n'est pas comme d'habitude : - Pourquoi mon bébé pleure-t-il ? - L'éruption dentaire est-elle responsable de pathologie ? Faut-il diversifier précocement l'alimentation ? Que faire avant de consulter le médecin si mon enfant tousse, a de la fièvre, mal au ventre... ?
(Coll. Éthique et pratique médicales, 17.00 euros, 172 p.)
ISBN : 978-2-343-04066-0, ISBN EBOOK : 978-2-336-35927-4

L'HARMATTAN ITALIA
Via Degli Artisti 15; 10124 Torino

L'HARMATTAN HONGRIE
Könyvesbolt ; Kossuth L. u. 14-16
1053 Budapest

L'HARMATTAN KINSHASA
185, avenue Nyangwe
Commune de Lingwala
Kinshasa, R.D. Congo
(00243) 998697603 ou (00243) 999229662

L'HARMATTAN CONGO
67, av. E. P. Lumumba
Bât. – Congo Pharmacie (Bib. Nat.)
BP2874 Brazzaville
harmattan.congo@yahoo.fr

L'HARMATTAN GUINÉE
Almamya Rue KA 028, en face
du restaurant Le Cèdre
OKB agency BP 3470 Conakry
(00224) 657 20 85 08 / 664 28 91 96
harmattanguinee@yahoo.fr

L'HARMATTAN MALI
Rue 73, Porte 536, Niamakoro,
Cité Unicef, Bamako
Tél. 00 (223) 20205724 / +(223) 76378082
poudiougopaul@yahoo.fr
pp.harmattan@gmail.com

L'HARMATTAN CAMEROUN
BP 11486
Face à la SNI, immeuble Don Bosco
Yaoundé
(00237) 99 76 61 66
harmattancam@yahoo.fr

L'HARMATTAN CÔTE D'IVOIRE
Résidence Karl / cité des arts
Abidjan-Cocody 03 BP 1588 Abidjan 03
(00225) 05 77 87 31
etien_nda@yahoo.fr

L'HARMATTAN BURKINA
Penou Achille Some
Ouagadougou
(+226) 70 26 88 27

L'HARMATTAN SÉNÉGAL
10 VDN en face Mermoz, après le pont de Fann
BP 45034 Dakar Fann
33 825 98 58 / 33 860 9858
senharmattan@gmail.com / senlibraire@gmail.com
www.harmattansenegal.com

L'HARMATTAN BÉNIN
ISOR-BENIN
01 BP 359 COTONOU-RP
Quartier Gbèdjromèdé,
Rue Agbélenco, Lot 1247 I
Tél : 00 229 21 32 53 79
christian_dablaka123@yahoo.fr

628917 - Novembre 2015
Achevé d'imprimer par

1livre.com
du rêve à la réalité !

www.ingramcontent.com/pod-product-compliance
Lightning Source LLC
LaVergne TN
LVHW011023061026
849535LV00006B/2031
* 9 7 8 2 3 4 3 0 5 9 8 0 8 *